씹을수록 뇌가 젊어지고,
비만·만성질환·암·치매를 예방하는
타액의 힘

씹을수록 뇌가 젊어지고,

비만·만성질환·암·치매를 예방하는

타액의 힘

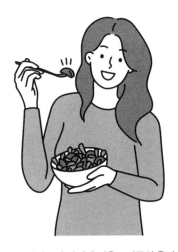

니시오카 하지메 지음 _ 이동희 옮김

전나무숲

발암물질·활성산소·환경호르몬으로부터
우리 몸을 지켜주는 타액의 놀라운 힘

예부터 어른들은 식사를 하는 아이에게 "꼭꼭 씹어 먹어라"라고 말하곤 했다. 그 이유는 음식이 잘게 부서지지 않으면 소화불량이 생긴다는 걸 경험으로 알기 때문이다. 실제로 음식을 씹는 과정에서 분비된 소화효소 아밀라아제가 타액(침)에 섞이고 다시 음식과 섞이면서 소화를 돕는다는 사실이 과학적으로도 증명되었다.

그런데 타액의 역할이 소화에만 한정된 것은 아니다. 이 책에 담긴 연구 결과에 의하면, 타액은 발암물질, 활성산소, 그리고 환경호르몬의 독성을 줄여주어 우리 몸을 보호하는 놀라운 물질이다. 그 결과 면역력이 강해져 100세까지 질병에 걸리지 않고 건강하게 사는 데 도움을 준다.

타액에 대해 연구하게 된 계기는 1980년대 일본에서 식품첨가물 AF-2의 부작용과 생선과 고기의 탄 부위가 인체에 미치는 영향이 알

4

려지면서다. 음식이 입안에서 제일 먼저 타액과 섞인다는 점에 주목해서 연구를 시작했고, 그 결과 그때까지 밝혀지지 않았던 타액의 독성 제거 메커니즘이 밝혀진 것이다. 이후 타액의 독성 제거 기능에 관한 연구가 활발히 진행되었고, 타액의 중요성이 더 널리 알려지게 되었다.

그런데 안타깝게도 현대 들어 '부드러운 음식' 중심으로 식생활이 변화하면서 타액 분비가 줄어드는 현상이 고착되었다. 음식이 부드러우면 많이 씹을 필요가 없어 자연히 타액 분비가 줄어들고, 설사 타액이 분비되더라도 음식과 충분히 섞이지 않은 채 목구멍을 넘어가게 된다. 우리의 식탁에 '부드러운 음식'이 많아지게 된 것은 식품산업의 지나친 발달 때문이다. 경쟁적으로 소비자의 선택을 받아야 하는 과정에서 식품 업체들은 대중의 입맛을 사로잡기 위해 많이 씹어야 하는 딱딱한 음식이 아닌, 최대한 부드러운 제품을 만들기 시작했다. 햄버거, 피자,

치킨, 라면, 소시지, 어묵, 짜장면 등 각종 패스트푸드는 몇 번 씹지 않아도 삼킬 수 있을 만큼 부드럽게 만들어진다. 심지어 '씹어야 맛'이라고 하는 고기마저 최대한 부드럽게 만들기 위해 숙성 과정을 거치거나 각종 첨가물을 투입해 씹기 쉽게 만들어버린다. 그러니 현대인들은 이제 '씹는 것쯤은 생략해도 된다'고 생각하게 되었다고 해도 과언이 아니다.

자신의 식습관을 한번 되돌아보자. 밥과 반찬을 입에 넣으면 과연 몇 번을 씹는가? 의식적으로 씹지 않으면 채 열 번도 안 될 것이다. 라면의 경우 입에 넣는 순간에 삼키는 일도 매우 흔하다.

이렇게 부드러운 음식만 찾다가는 타액이 가진 매우 훌륭한 기능인 '독성 제거 능력'의 도움을 받지 못하게 된다. 그러면 음식 속 노폐물과 독소가 제대로 제거되지 못해 몸속에 쌓이고, 결국 미래의 질병을 예약한 채 하루하루를 보내게 된다.

이제까지 많은 사람이 '무엇을 먹어야 건강해지는가?'에 주목해왔다. 그러나 이와 더불어 '어떻게 먹어야 건강해지는가?'에도 주목해야 한다. 아무리 몸에 좋은 음식이라도 대충 씹어 삼키면 음식 속의 독성 물질이 제대로 제거되지 않을 뿐만 아니라 영양소조차 몸에 흡수되기 좋은 상태로 분해되지 않는다.

이 책은 음식을 잘 씹어야 하는 필요성을 과학적으로 증명하는 데 많은 지면을 할애하고 있다. 이 책을 통해 독자 여러분에게 잘 씹는 것이 얼마나 중요한지, 그 근거는 무엇인지를 자세히 알려드리고 싶다. 이 책을 계기로 잘 씹고 천천히 식사하게 되기를 바란다. 여러분이 잘 씹지 않아 생기는 폐해를 줄이고 건강을 유지할 수만 있다면 더 바랄 나위가 없을 것이다.

차 례

Chapter **03**
잘 씹지 않으면 어떤 일이 생길까

Chapter **04**
만병의 근원이 되는 활성산소

Chapter **05**
타액의 힘과 활성산소 방어법

Chapter 06
잘 씹으면 어떤 효과가 있을까

Chapter 07
어떻게 하면 잘 씹게 될까

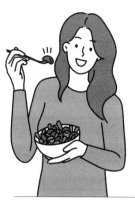

Chapter 01

나는 왜
타액에 주목하는가

타액에 관한 연구는 매우 우연한 기회에 의해 시작되었지만, 그 결과는 실로 놀라운 것이었다. 현대인들의 주요 사망원인인 암을 예방할 수 있는 초석을 발견했고, 또 활성산소로 인해 발생할 수 있는 각종 혈관질환을 막을 수 있다는 사실을 깨달았기 때문이었다. 심지어 타액은 환경호르몬에 의한 독성도 약화한다. 타액은 그 자체가 입에서 분비되는 건강의 선봉장이었던 셈이다. 오늘부터라도 음식을 먹을 때 꼭꼭 씹어 먹는 습관으로 바꿔보자. 그러면 우리 몸은 분명히 그에 맞게 변화되기 시작할 것이다.

세계 최초로
타액을 연구하다

 일본 교토 궁궐 북쪽에 있는 도시샤대학의 캠퍼스에는 역사적인 붉은 벽돌의 건물이 나란히 서 있으며 차분하면서도 독특한 분위기를 풍기고 있기 때문에 카메라맨이나 관광객들이 자주 찾는 명소이다. 작지만 엄숙한 분위기의 교회가 있어 이 대학이 기독교 계열의 학교임을 여실히 드러내고 있다.

필자의 연구실은 이 캠퍼스에서 거의 중앙에 위치하는 공대 건물 1층에 있었다. 이곳에서는 매년 졸업연구를 하는 학부 4학년생과 대학원생을 합쳐 10여 명이 배속되어 열심히 연구하고 있었는데, 타액 연구도 바로 여기서 이루어졌다.

그때까지 타액 연구는 주로 치과영역에서 이루어져 왔으며, 그 내용은 타액의 양·성분·점성·중성(中性, ph7 안팎)을 유지하는 완충성 등의 생리적 특성에 관련된 것들이었다. 그러나 타액이 독성물질과 같은 화학물질에 대해 어떤 작용을 하는지에 대한 연구는 치과영역은 물론이고 전 세계적으로도 행해진 적이 없었다. 따라서 실험 방법부터 시작해 연구와 관련된 모든 것을 스스로 찾아내야 했다.

타액에는 음식물을 보거나 냄새를 맡았을 때와 같이 시각이나 후각에 자극되어 분비되는 자극 타액과 그렇지 않은 무자극 타액이 있으며, 각각 그 함유 성분에 큰 차이가 있다는 점은 과거의 생리적 연구를 통해 알려져 있었다. 자극 타액은 지금부터 먹으려고 하는 음식물을 입속에서 소화·분해시키기 위해 소화효소 등의 농도가 무자극 타액보다 높았다. 일종의 조건반사로 음식물이 잘 소화될 수 있도록 조절하고 있는 것이다.

예를 들어 지방을 분해하는 리파아제는 무자극 타액일 경우에는 전혀 없지만, 자극을 받으면 타액 1ℓ당 약 12단위(효소 활성도의 국제단위)가 분비된다. 그래서 타액의 채취 조건을 일정하게 유지하기 위해 점심식사를 하기 직전, 신 매실장아찌를 옆에 두고 그 냄새를 맡으면서 채취했다. 이때는 작은 비커에 5분간 약 1㎖를 채취하도록 했다. 따라서 이때 채취된 타액은 자극 타액이다.

그리고 본격적인 실험에 들어간다. 먼저 변이원성이나 발암성이 알려진 다양한 독성물질 수십 가지를 골라 물을 넣어 각각 적당한 농도로 희석한 후 일정량을 시험관에 넣었다. 여기에 채취한 타액을 희석하지 않은 채 0.5㎖를 넣어 37℃ 정도로 데워 천천히 흔든다. 즉 입속에서 음식물을 씹어 타액과 섞는 것과 같은 상태로 만든다. 여기에 일정 수의 대장균을 넣고 시험관을 잘 흔들어 섞는다. 그리고 10초마다 스포이드로 0.1㎖씩 뽑아내 미리 준비한 해조류의 일종인 한천 평판 위에 뿌린다.

이 한천 평판에는 일정 농도의 스트렙토마이신이 포함되어 있는데, 여기에 사용되는 대장균은 스트렙토마이신에 대해 감수성(감각의 예민성)이 있어 이 항생물질이 들어간 한천 평판에서는 거의 증식할 수가 없다. 그러나 세포가 돌연변이를 일으키면 이 항생물질에 내성이 생겨 증식할 수 있게 되어 콜로니(세포집단)를 형성하는데, 이 콜로니는 육안으로도 쉽게 확인할 수 있다. 이때의 돌연변이는 스트렙토마이신 감수성(스트렙토마이신이 있으면 생존할 수 없는 정상 상태)에서 스트렙토마이신 내성(스트렙토마이신이 있어도 생존할 수 있는 상태)으로 변이한 것이다.

한천 평판 위에서 생성된 콜로니 수를 세어 타액 처리를 했을 때와 하지 않았을 때를 비교한다. 타액 처리를 했을 때 돌연변이의 콜로니 수가 타액 처리를 하지 않았을 때보다 적어졌다면 타액이 독성물질의 변이원성(발암성)을 제거했다는 의미가 된다. 이와 같은 제거 작용을 전문용어로 '항변이원성**'이라 부른다.

이와 같은 실험 방법을 결정하고 필자는 연구실의 한 대학원생에게

** **항변이원성**: 정상 세포의 유전자를 손상시키거나 돌연변이를 발생시켜 암을 유발하는 변이원성 물질의 작용을 억제하는 것.

필자의 교수실로 찾아오도록 일렀다.

"자네가 지금 하고 있는 연구를 일시 중지하고 오늘부터 타액 연구에 매달렸으면 하네."

"타액이라니, 침 말입니까? 어째 좀 더럽다는 느낌이 들긴 합니다만 …."

"우리 입에서 나오는 침이 더러울 리 있겠는가. 어쩌면 대단한 연구가 될지도 모른다네."

그렇게 타액 연구는 시작되었다.

타액은
깨끗한가 더러운가

 어떻게 생각하면 타액이란 참 신기한 물질인

듯하다.

보통은 타액을 더럽다고 생각하며, 지금까지 배설물로 간주되어 냉

대받아 왔다. 침을 뱉는 행동은 분명 무례한 행동이며 불결하게 느껴

지는 것이 사실이다. 더러운 것이나 싫은 것을 보면 '침을 뱉고 싶어진

다'는 말까지 있을 정도니 말이다.

그러나 남녀가 키스를 할 때는 서로의 타액이 섞이지만 이를 더럽다

고 느끼지는 않는다. 물론 좋아하는 사람이나 사랑하는 사람일 경우

에만 가능한 것이리라. 이렇게 상반된 느낌을 주는 것이 타액 말고 또

있을까?

하지만 본질적으로 타액은 깨끗하다. 타액은 귀밑샘·혀밑샘·턱밑

샘의 3가지 샘에서 분비된다. 각각의 샘에서 나오는 타액의 성분이나 분비량은 조금씩 다르다.** 예를 들어 타액샘 호르몬의 일종인 파로틴은 귀밑샘에서 분비되며 타액을 좀 더 많이 분비하는 것도 이곳이다.

입속에는 이들 샘에서 분비되는 타액의 출구가 되는 구멍이 있는데, 이들의 위치는 전문가가 아니면 알 수 없다. 이들 구멍에 가는 고무관을 삽입하면 각 샘에서 분비되는 타액을 따로따로 채취할 수 있다. 이렇게 각 샘에서 직접 채취한 타액은 투명하고 맑으며 아주 깨끗하다.

그렇다면 왜 침이 더럽다고 인식되는 것일까? 타액은 각 샘에서 일단 입속으로 분비되면 치아에 부착되어 있는 음식 찌꺼기, 세포의 껍질, 콧물, 가래 등과 섞이게 된다. 이것이 바로 우리들이 알고 있는 침이며 이런 이유로 더럽다고 생각하는 것이다.

이처럼 입속에 분비되어 여러 가지 물질과 섞여 만들어진 침을 '전 (全) 타액'이라고 한다. 필자의 연구실에서 행해진 타액 실험에서는 현실성을 띠기 위해 전 타액을 사용하기로 결정했다.

** 귀밑샘에서의 분비액은 점성이 낮은 장액성으로 프티알린 등 소화효소를 함유하고, 혀밑샘·턱밑샘에서의 분비액은 점성이 있는 점액성으로 뮤코단백질 등을 함유한다.

타액은 변이원성(발암성)에
어떤 영향을 줄까

필자가 타액을 연구하게 된 계기는 물질의 변이원성에 대해 타액이 어떤 작용을 하는지가 궁금했기 때문이다. 우선 '변이원성'이라는 말의 구체적인 의미를 살펴보자.

사람의 세포나 박테리아의 세포나 모두 유전자 DNA가 있으며, 이 유전자에 의해 정보가 전달되고 똑같은 세포가 복제된다. 그 구조에 있어서도 사람의 세포나 박테리아의 세포나 모두 동일하다. 그런데 이러한 유전자 DNA에 이상이 발생하면 유전자 정보가 바뀌거나 돌연변이 현상이 발생하게 된다. 즉 원래의 세포와 다른 세포가 새롭게 만들어지는 것이다. 그래서 세포는 DNA라는 분자가 간단하게 바뀌지 않도록 다양한 시스템을 통해 보호하고 있다. 그 한 예로 유전자 복구 시스템을 들 수 있다. DNA의 이상 또는 손상이 발견되면 복구를 위

그림 1-1 ■■ DNA의 손상과 복구

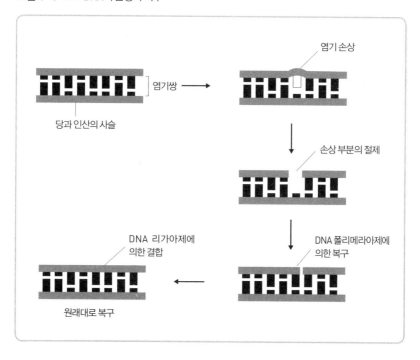

한 몇 가지 효소의 작용에 의해 원래대로 복구하는 것을 말한다. 이를 DNA 복구라고 하며, 필자의 연구 분야 중 하나이기도 하다.

DNA 복구 메커니즘은 이미 자세하게 규명되었다. 예를 들어 절제 수복(切除修復)**이라 불리는 복구 메커니즘은 DNA 복구 연구의 초기

** 절제수복 : DNA 손상 수복기구의 하나로 제거수복이라고도 한다. 두 가닥 사슬의 DNA 가운데 어느 한쪽 DNA에 손상이 일어났을 때 손상 부위의 전후에서 DNA 사슬을 절단 제거하고, 그 후 손상을 받지 않은 쪽의 DNA를 주형(鑄型)으로 해서 DNA가 부분적으로 합성되어, DNA 사슬의 절단 부분을 재결합하여 갭을 메우고 원상으로 되돌아가는 것을 말한다.

그림 1-2 ■■ DNA의 이중나선구조

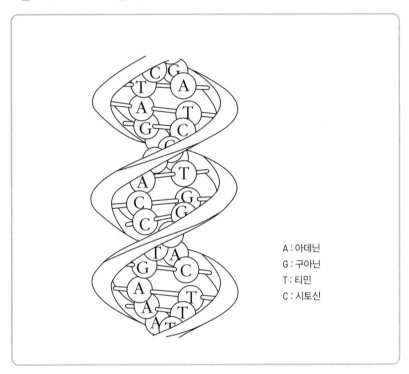

A : 아데닌
G : 구아닌
T : 티민
C : 시토신

에 이미 밝혀졌다. DNA는 〈그림 1-2〉처럼 이중나선구조를 이루고 있으며, 당과 인산의 사슬에 염기가 서로 마주보고 쌍을 이루고 있다. 아데닌(A), 구아닌(G), 시토신(C), 티민(T)의 4종류이며, 아데닌(A)은 티민(T)과, 구아닌(G)은 시토신(C)과 쌍을 이루고 있다.

문제는 이 DNA의 염기가 손상되면 사슬에 미묘한 차이가 발생한다. 그렇게 되면 몇 개의 효소가 연계해 그 부분을 잘라내고 원래 구조로 복구시킨다. 이러한 복구 과정은 위의 〈그림 1-1〉을 보면 확인할 수 있다.

이외에도 여러 가지 복구 메커니즘이 있으며 이 모든 메커니즘은 DNA를 보호하기 위한 탁월한 시스템이라 할 수 있다. 그러나 이런 복구에도 한계는 있다. DNA 복구효소의 능력을 뛰어넘는 양이나 수의 손상이 발생하게 되면 DNA 복구효소가 이를 다 복구할 수 없게 된다. 결국 유전 정보가 바뀜으로써 새로 만들어진 세포는 원래 세포와는 다른 돌연변이 세포가 된다.

연구가 진일보함에 따라 많은 변이원물질이 발암물질이라는 사실이 밝혀졌다. 발암물질이란 사람이나 동물에 암을 발생시키는 성질을 가진 물질을 가리키는 말이며, 원래 변이원이라는 의미는 박테리아와 같은 미생물에 돌연변이를 일으키는 물질이라는 의미다. 하지만 어떤 의미든 둘 다 유전자 DNA를 손상시키는 것이 그 계기가 된다.

이와 같은 이유로 필자는 발암물질의 변이원성에 대해 타액이 어떤 작용을 나타내는지를 연구하고 싶었다. 특히 식품에 포함되어 있는 변이원에 주목하고자 했다. 과거 일본에서는 'AF-2'라는 식품첨가물이 큰 사회적인 문제가 된 경우가 있었다. 따라서 이와 같은 물질과 고기의 탄 부위 등과 같이 식품과 관련되고 변이원성이 알려져 있는 물질에 타액을 섞어 변이원성에 나타나는 변화를 연구하게 된 것이다.

실험으로 규명된
타액의 놀라운 힘

 변이원 AF-2는 농도에 따라 그 변이원성의 강도가 변화한다. 물론 농도가 높을수록 많은 돌연변이 세포가 만들어지고, 육안으로 볼 수 있는 스트렙토마이신에 내성이 생긴 콜로니가 많이 형성된다. 따라서 한천 평판 표면에 생기는 콜로니의 수를 세어 변이원성의 강도를 보는 것이다.

필자가 타액의 실험을 부탁한 대학원생은 먼저 AF-2와 자신의 타액을 섞는 실험을 시작했다. 가장 먼저 앞에서 말한 것처럼 대장균의 스트렙토마이신 감수성에서 내성으로의 변이를 통해 AF-2의 변이원성을 연구해두었다.

그리고 육안으로 셀 수 있는 콜로니가 형성되도록 미리 AF-2 농도를 조절해두었다. 세포가 변이를 일으켜 500개 정도의 콜로니를 만들 수 있는 농도였다. 그런 후 이 AF-2 용액에 타액을 섞어 일정시간 반응시키고 나서 다른 한천 평판에 펼쳐놓았다. 만일 타액을 섞은 후 콜로니의 수가 적어졌다면 타액이 AF-2의 변이원성을 억제한 것이 된다.

1주일 정도 지나 대학원생이 최초의 실험 결과를 필자에게 가져왔다. 나는 별다른 기대 없이 이 실험 결과를 살펴보았다. 그랬더니 500개 정도였던 콜로니의 수가 20개로 감소되어 있지 않은가? 이 엄청난 결과가 쉽게 믿기지 않아 대학원생에게 뭔가 방법이 잘못된 것 아니냐고 물었다. 그의 말로는 실험 방법에는 잘못된 점이 없었다고 한다. 그래도 혹시 몰라서 다시 한번 실험해보기로 했다.

또다시 1주일이 경과한 후 그가 가지고 온 데이터는 처음의 결과와 동일했다. 이에 용기를 얻어서 대학원생과 학부 학생의 도움을 받아 타액 연구에 매달리게 되었고, AF-2 이외의 10종류의 변이원에 대해서도 타액의 독성 제거 능력 실험을 실시했다. 땅콩에 나타나는 곰팡이의 독소인 아플라톡신**, 4NQO라고 잘 알려진 4-니트로퀴놀린 1-옥시드**, 생선과 고기의 탄 부위, 담배의 댓진 등을 연구 대상으로 삼았다.

그 결과, 타액은 많은 발암물질의 독성에 대해 놀라운 제거 능력을

** **아플라톡신** : aflatoxin. 껍질을 벗긴 땅콩을 오래 둘 경우 공기에 노출된 부분의 지방이 산화하여 과산화지질이 생성된다. 더 시간이 지체되어 곰팡이가 피게 되면 황색구균곰팡이에 의해 이 독소가 만들어지는데 인체 내에서 간암을 유발하는 것으로 알려져 있다.
** **4-니트로퀴놀린1-옥시드** : 4-nitroquinoline-l-oxide. DNA를 손상시키고 활성을 저해하는 대표적인 발암물질이다.

그림 1-3 ■■ 타액의 변이원물질에 대한 독성 제거 능력

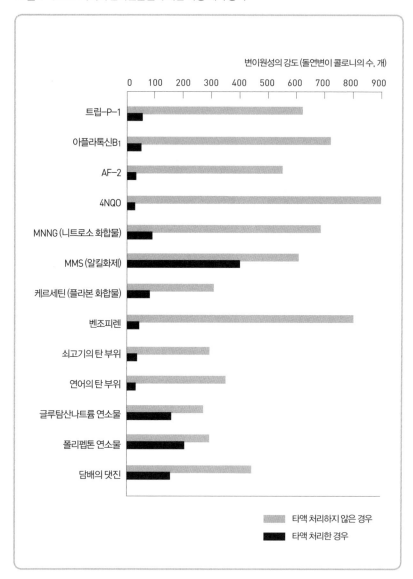

가지고 있다는 사실이 밝혀졌다. 이들 실험 결과의 일부를 옆의 〈그림 1-3〉로 나타냈다.

이 그림은 발암물질의 변이원성에 대한 타액의 처리 효과를 나타낸 것이다. 각 발암물질의 변이원성을 대장균의 돌연변이 콜로니의 수로 나타냈는데, 각 물질을 타액 처리하지 않은 경우가 회색 막대, 타액으로 처리한 경우가 검은 막대다.

제일 위에 있는 트립-P-1은 생선의 탄 부위에서 추출한 변이원이다. 이 물질은 일정 농도에서 돌연변이 콜로니를 631개나 만들었지만, 타액에 섞였을 때 65개로 줄어들었다. 이는 타액이 트립-P-1의 변이원성을 약 10분의 1까지 억제한다는 사실을 잘 보여주고 있다.

위에서 두 번째에 있는 아플라톡신B1은 발암성이 강한 물질로 일정 농도에서 732개의 콜로니를 만들지만 타액 처리를 하자 55개로 감소했다. 그 외 다양한 변이원의 독성에 대해서도 타액은 큰 억제 효과를 지니고 있다는 사실을 이 그래프를 통해 쉽게 알 수 있다. 그러나 알킬화제라 불리는 MMS(메틸메탄설포네이트)의 경우처럼 그다지 효과를 나타내지 못하는 경우도 있다. 나중에 밝혀졌지만, MMS는 활성산소를 발생시키지 않는 물질이기 때문이었는데, 타액은 이런 물질에는 별 효과가 없었다.

여기서 가장 주목해야 할 것은 세 번째에 있는 AF-2다. 정부의 미온적인 대처로 그간 식품첨가물로 섭취된 AF-2가 국민들의 건강상에 끼친 위험성을 정확하게 규명하는 것은 어렵지만, AF-2는 타액과 섞이면 그 변이원성이 크게 제거된다는 사실을 알게 된 것이다.

다시 그림을 보자. 일정 농도의 AF-2로 대장균을 처리하면 약 550개의 돌연변이 콜로니가 발생한다는 사실을 회색 막대가 나타내고 있다. 그런데 타액 처리를 했을 경우 그 수가 무려 20개로 감소했다. 이는 타액으로 처리하면 AF-2의 변이원성이라는 독성이 거의 사라진다는 사실을 보여주고 있다. 이로써 필자의 연구팀은 AF-2의 변이원성이 타액 처리로 제거되는 메커니즘을 규명한 것이다. 이에 대해서는 앞으로도 계속 언급하겠지만, 여기에서 간략하게 말하면 AF-2가 발생시키는 활성 산소를 타액 속에 들어 있는 효소가 소독해주었기 때문이다.

이 사실은 우리에게 중대한 교훈을 알려주고 있다. 즉, 모든 국민이 9년간 어육 햄이나 소시지 그리고 두부 속의 AF-2를 해롭지 않은 것으로 알고 먹었는데, 그동안에도 잘 씹어 먹은 사람은 타액의 힘으로 이 물질의 독성을 크게 제거했을 가능성이 크다는 점이다.

단, 두부의 경우는 그다지 씹지 않아도 되는 음식물이므로 엄청난 독성 제거 능력을 가진 타액도 두부의 AF-2에 대해서는 전혀 힘을 쓰지 못했을 수도 있다. 그러나 잘 씹는 습관을 들인 사람들은 타액의 분비량이 많기 때문에 두부의 AF-2에 대해서도 효과를 발휘했을 가능성이 있다.

이 책은 잘 씹기의 중요성을 강조하고 있는데, AF-2를 제거해주는 타액의 작용이야말로 왜 그래야 하는지를 무엇보다도 잘 보여주는 전형적인 예라고 할 수 있다.

타액의 독성 제거 능력에도
개인차가 있다

타액의 독성 제거 작용이 사람마다 다른지에 대한 연구도 흥미로운 연구 과제였다. 이 연구를 위해 여러 사람들의 타액이 필요했다.

필자는 대학에서 강의를 하고 있던 터라 강의를 수강하고 있는 학생들에게 타액 제공을 부탁했다. 많은 학생들이 연구실을 방문해 타액을 제공해주었고, 약 400명의 타액으로 실험을 할 수가 있었다. 이런 이유로 타액 제공자의 대부분이 20세 전후의 남녀 대학생이었지만, 그 외에 5세의 아동에서 85세의 고령자까지 다양한 연령대의 사람들에게도 타액을 제공받았다.

연구 결과는 다음의 〈그림 1-4〉에 제시되어 있다. 이 그림에서는 무작위로 추출한 남성 20명과 여성 20명 총 40명의 타액이 AF-2의

그림 1-4 ■■ 타액 독성 제거 능력의 개인차 (연령에 따른 AF-2의 변이원성 억제 능력)

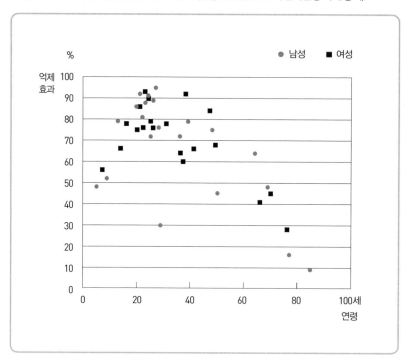

변이원성을 억제하는 효과를 나타내고 있다. 가로축은 연령, 세로축은 억제 효과를 백분율로 나타낸 것이다. 이 백분율이 높을수록 독성제거 능력이 강하다는 의미다.

이 그림에서 알 수 있듯이 타액의 독성 제거 능력에는 개인차가있는데, 남녀 차이는 별로 없지만 연령에서는 큰 차이를 보였다. 학생들의 타액은 일부 예외적인 경우를 제외하고는 모두 강한 독성 제거 작용을 보였으나, 유아나 고령자의 경우는 모두 약하다는 결과가나왔다.

연구실에 상주하는 학생 중에서도 독성 제거 능력이 약한 남성 연구원이 한 명 있었다. 그래서 그에게 여러 가지 질문을 한 결과, 가계에 암 환자가 많다는 사실을 알게 되었다. 이에 무심결에 "자네, 음식을 잘 씹어 먹지 않으면 큰일 나네"라고 충고한 바 있다.

또한 평상시에는 강한 독성 제거 능력을 지닌 타액을 가졌던 학생이 어느 날 아주 약해진 경우가 있었다. 그래서 어찌된 일인지 물었더니 "전날 밤 아르바이트 하느라 한숨도 못 잤습니다"라고 대답하는 것이었다. 이로 인해 과로하면 타액의 독성 제거 능력이 저하되는 것이 아닌가 추측하게 되었다.

그래서 평소에 독성 제거 능력이 강한 타액을 가진 또 다른 학생에게 학교 앞 교토 궁궐을 뛰어서 한 바퀴 돌고 오는 방법으로 약 30분 정도 달리게 한 후 독성 제거 능력을 측정했다. 그러자 달린 후의 타액은 달리기 전에 비해 확실히 독성 제거 능력이 저하되어 있었다. 피로하면 타액의 독성 제거 능력은 저하되는 것 같다는 예상이 들어맞은 것이다.

흥분해 뛰어들어온
치과대 교수

이제까지의 실험 결과를 제9회 일본환경변이원학회에서 '인간의 타액을 각종 화학 변이원에 처리했을 때의 효과'라는 제목으로 연구 결과를 발표했다. 그 내용은 지금까지 알려졌던 여러 가지 변이원을 사람의 타액으로 처리했을 경우, 이들의 변이원성이 어떻게 변화하는지에 대한 연구 보고였다.

이 발표는 타액이 많은 변이원의 변이원성을 저하시킨다는 사실을 발견했으며, 그 결과로부터 얻을 수 있는 교훈은 음식을 잘 씹어 먹으면 어느 정도 암을 예방할 수 있다는 결론으로 끝을 맺었다.

타액에 주목해 독성물질과의 관계를 조사하고 흥미있는 결과를 얻은 것은 당시의 연구가 세계 최초였다. 이에 대한 관심이 예상 외로 커서 회의장의 로비에는 각 신문사 기자들이 필자가 있는 곳으로 몰려

들어 취재 경쟁을 벌였다. 그리고 다음날 각 조간신문에 '타액이 발암물질을 소독한다'라는 헤드라인으로 소개되었다.

그날도 아침부터 대학 교수실에서 일을 하고 있었다. 그런데 문을 노크하는 소리가 들렸다. "들어오세요"라고 말하자마자 한 남성가 마치 뛰어들다시피 들어왔다. 그러고는 다짜고짜 "오늘 아침 신문을 보고 이렇게 달려왔습니다"라고 흥분한 어조로 말했다. 이 모습을 보고 '뭔가 잘못됐다고 항의하러 온 건가?' 하고 내심 걱정이 됐다. 하지만 정반대로 연구 결과에 찬사를 보내기 위해 온 것이었다.

그는 오사카치과대학 요시다 히로시 교수였다.

"어떻게 이런 발상을 하셨습니까? 참 훌륭한 연구입니다. 치과의사로서 환자들에게 늘 잘 씹으라고 조언을 하고 있지만 그렇게 해야 하는 명확한 이유를 설명할 수 없었죠. 그래서 환자들이 좀처럼 실행에 옮기지 않아 곤란해하던 차였는데, 암 예방이라는 중요한 이유가 있다면 지금보다 더 설득력 있게 권할 수 있게 됐습니다."

그는 이렇게 말하고 필자의 연구를 높이 평가해주었다.

그때까지 치과 교수들과 그다지 친분이 없었으나 이를 계기로 많은 치과 전문가와 가깝게 지낼 수 있었다. 그 후 각지의 치과의사 모임에 초대되어 연구 내용에 대해 강연하는 일도 많아졌다. 그리고 이런 기회에 치과 교수들로부터 타액에 대한 생리학적 특징 등 여러 가지 가르침을 받을 수 있게 되어 연구에도 큰 도움이 되었다.

이 연구 결과는 국제적인 과학전문지인 「Mutation Research, 85, 1981」에 '사람의 타액은 발암물질의 변이원성을 제거한다'라는 논문으로 발표하여 세계적으로 주목을 받았다.

타액을 씹으면 왜
독성물질이 사라지는가?

 필자의 다음 연구 과제는 '타액이 어떻게 발암

물질의 독성을 제거하는가?'라는 독성 제거 메커니즘을 해명하는 것

이었다. 이후 약 15년간은 이 독성 제거 메커니즘의 연구에 몰두했다.

필자는 타액을 가열하거나, 물로 희석하거나, 산성이나 알칼리성으로

만들거나, 타액에 포함되어 있는 물질을 여과시켜 제거하는 등 여러

가지 처리를 함으로써 타액의 독성 제거 수준을 연구했다.

그 결과 타액의 독성 제거 능력은 가열하거나 산성이나 알칼리성으

로 만들면 없어진다는 사실이 판명되었다. 이들 결과로부터 독성 제거

메커니즘에는 어떤 효소가 관계하고 있다고 추정할 수 있었다. 대부분

의 효소는 열이나 산성, 알칼리성에 약하다는 점이 잘 알려져 있기 때

문이었다.

표 1-1 ■■ 타액의 주요 성분과 기능

주요 성분	기 능
리파아제	지방을 분해하는 소화효소
아밀라아제	전분을 분해하는 소화효소
프티알린	당을 분해하는 소화효소
페록시다아제	활성산소를 제거하는 효소
뮤 신	점성이 있어서 음식물을 삼키기 쉽도록 하는 당단백질
알부민	입속을 부드럽게 하고 건조를 막아주는 혈장단백질
리소자임	살균작용을 하는 단백질
락토페린	항균작용을 하는 물질
파로틴	노화 방지 호르몬

타액에는 여러 가지 성분이 포함되어 있다. 수많은 무기물질과 유기
물질 외에도 아밀라아제나 리파아제 등의 소화효소, 그 외 페록시다
아제와 같이 활성산소를 제거하는 효소도 있다. 이에 타액을 가열하
는 등의 실험을 통해 타액에 포함되어 있는 모든 효소의 독성 제거 작
용을 조사하기로 했다. 타액의 주요 성분과 기능은 〈표 1-1〉과 같다.

여기에서 제시된 타액의 주요 성분 가운데 효소는 총 4종류가 있는
데 리파아제, 아밀라아제, 프티알린 그리고 페록시다아제다. 타액을
직접 사용하는 대신 시중에 판매되고 있는 이들 효소를 약품회사에서
구입해 각 변이원의 특이원성에 어떤 작용을 하는지 실험해 보았다.

그 결과 3가지 소화효소에서는 독성의 제거 작용을 찾아볼 수 없었
지만, 페록시다아제만은 강한 독성 제거 작용이 있음을 알 수 있었다.

그래서 타액의 독성 제거 메커니즘의 주요 부분은 페록시다아제와 같은 활성산소 제거효소에 의한 반응이라는 점을 의심할 여지가 없었다. 이들 연구 결과로부터 타액의 독성 제거 작용은 변이원과 발암물질이 세포 내에 발생시키는 활성산소를 제거하는 메커니즘을 통해 이루어짐을 추정할 수 있었다.

활성산소는 사람의 건강에 커다란 악영향을 끼치는 주범으로 주목받고 있다. 특히 동맥경화·당뇨병·심장병·폐기종·백내장 등 생활습관병의 주요 요인으로 지적되고 있으며 노화에도 밀접한 관련이 있음이 판명되었다.

그렇다면 변이원과 발암물질은 어떻게 세포 내에서 활성산소를 발생시키는 것일까? 필자는 이를 연구하기 위해 가장 효과적인 실험 방법을 고민했다. 그러다 생각해낸 것이 바로 대장균의 변이주(變異株)를 이용하는 방법이었다.

Chapter **02**

현대인은 왜
잘 씹지 않게 되었을까

몇백만 년이라는 인류의 오랜 음식의 역사 속에서 최근 6, 70년 동안에 현대인들은 갑작스럽게 음식물을 잘 씹지 않게 되었다. 왜 이렇게 된 것일까? 이에 대한 가장 큰 원인은 식생활의 급격한 변화에 있다. 식생활의 변화라고 말하면 젊은 사람들은 무슨 소리인지 잘 모를 것이다. 그들은 그 변화의 한복판에서 태어나 자라왔기 때문이다. 하지만 조금 나이가 든 사람이라면 "맞아, 그렇지!" 하면서 고개를 끄덕일 것이다.

음식을 꼭꼭 씹어 먹던
옛 선조들

　지구상에 인류가 출현하게 된 시기는 약 450
만 년 전부터라고 보고 있다. 그 무렵의 인류는 아마도 유인원과 거의
다르지 않은 상태였으므로, 지금의 인류가 누리고 있는 생활이라는
것은 존재하지도 않았을 것이다.

석기시대에 이르러서야 인류는 원숭이와 분명하게 차별되는 생활을
시작했을 것으로 추정된다. 그 상상도를 본 적이 있는데 짐승의 가죽
으로 만든 옷을 입은 남자들이 손에 사냥도구를 들고 사냥감을 찾아
산야를 헤매고 있었고, 여자들은 자연 그대로 먹을 수 있는 풀이나 나
무열매, 과일 등을 채집하는 모습이었다. 어쨌든 먹을 수 있는 음식을
찾아 배를 채우는 일이 그들의 생활에서 가장 큰 관심사였을 것이다.

그들이 실제로 어떤 음식물을 어떻게 먹었는지는 알 수 없지만, 상

상할 수는 있다. 당시는 아직 불의 사용 방법을 알지 못했던 시대이므로 인류는 나무껍질이나 풀뿌리를 갉아먹고 야생의 나무열매나 잡곡을 씹으며, 짐승이나 물고기·새와 같은 사냥감을 날것 그대로 먹었을 것이다. 따라서 당연히 씹기 위한 근육이 발달했을 뿐만 아니라 튼튼하고 강한 치아를 가지고 있었을 것이다. 특히 송곳니가 아주 발달했을 것으로 추측된다.

이는 현재 정글에서 서식하고 있는 야생동물들이 먹이를 먹는 방법을 살펴보면 쉽게 이해할 수 있다. 사자나 호랑이와 같은 맹수가 먹잇감인 얼룩말 등의 동물을 쫓아가 쓰러뜨리고 예리한 송곳니로 갈기갈기 뜯어먹는 모습을 TV를 통해 본 적이 있는데, 고대인들 역시 이와 흡사한 방법으로 먹었을 것으로 추측된다. 그리고 그들은 사냥한 고기를 삼켜 넘길 때까지 아마 꼭꼭 씹었을 것이다.

그러다 불을 사용하게 되자 고기나 생선·곡물·채소류는 굽거나 쪄서 먹게 되었고, 이에 따라 조리는 여자들의 담당이 되었다. 그러나 불을 사용하게 되었다고 해도 여전히 딱딱한 음식이 대부분이었을 것이며, 부드러운 음식은 거의 없었을 것이다. 그래서 어른이나 아이나 치아를 충분히 사용해 꼭꼭 씹어 먹었을 것이다.

세계의 민족들은 크게 농경민족과 수렵민족으로 나눌 수 있는데, 일본의 경우는 기후와 풍토가 농경에 적합했다.

역사시대가 되어 일본은 나라·헤이안·가마쿠라·무로마치·에도시대를 거치게 되었는데, 이들 각 시대를 거침에 따라 농지에서 재배하는 작물이 바뀌거나 음식의 유행과 쇠퇴가 있었으며, 새로운 조리법을 사용하는 등 음식물과 먹는 방식에 변화가 있었을 것이다.

그리고 자급자족 시대가 끝나고 상업이 성행하게 되면서, 도시 서민들은 곡류·콩류·채소류·해초류·어류 등을 농민이나 어민에게 구입해 이를 찌거나 구워서 먹었다.

이와 같은 시대의 변화 속에서도 자주 등장하는 음식을 생각나는 대로 열거해보면, 연어 소금구이·찐 참마·쥐포·호두·밤·현미찰밥·마른 멸치·매실장아찌·토란과 미역이 들어간 된장국·대합찜·토란과 우엉조림·도미구이·순무 된장국·낫또·된장을 넣은 콩 볶음·단무지·채소 된장국·인삼과 무 등의 조림·보리밥 등을 들 수 있다. 이들 음식은 대부분이 자연 그대로 씹는 맛을 느낄 수 있는 것들이어서 사람들은 꼭꼭 씹어서 먹었다.

그리고 메이지시대, 다이쇼시대에 들어서자 조금씩 서양식 음식문화가 도입되기 시작했다. 어묵·햄·소시지 등 어육과 고기를 섞어서 갈아 만든 가공식품도 등장했으나, 여전히 음식의 기본은 예전과 같은 것들이었다.

현재 일본의 대형식품회사인 아지노모토사는 1914년에 창업했는데, 당시에는 글루탐산나트륨**을 제조하는 소규모 업체에 지나지 않았다. 1920년대 말에 이르러 가공식품의 종류가 더욱 많아졌지만, 그래도 산업적인 대량생산은 그다지 활발하지 않았다. 이때의 음식물 역시 씹는 맛을 느낄 수 있는 것들이 중심을 이루어 누구나 꼭꼭 씹어서 음식을 섭취해야 했다.

이처럼 태곳적부터 제2차 세계대전 전까지 일본인들은 음식물을 잘 씹어 섭취해 왔다. 문제는 그 이후부터 식문화가 변화하면서 잘 씹지 않는 사람들이 늘어났다는 점이다.

** 글루탐산나트륨 : 글루탐산에 수산화나트륨을 반응시켜 나트륨염으로 만든 흰색 결정으로, 약칭 MSG (monosodium glutamate)라 하기도 한다. 그 자체는 아무 맛이 없으나 고기·채소 등의 맛을 좋게 해준다. 우리나라에는 '미원'이라는 상품명으로 잘 알려져 있다. 과자나 통조림, 음료수 등 가공식품에 광범위하게 사용되는데 성분표시란에 'L─글루탐산나트륨'이라 표시된 것이 이 성분의 L체이다. 현재 JECFA(FAO/WHO 합동 식품첨가물 전문가 위원회)에서는 안전성을 인정하고 있으나, 발한·두통·저림·마비 등의 증상을 불러일으킨다는 유해성 논란이 계속되고 있다.

씹지 않는 시대의
도래

일본에서는 대략 1950년대부터 합성감미료가 정부의 허가를 받기 시작했다.** 사카린이 그 출발점으로, 단맛에 굶주려 있던 사람들은 오랜만에 과자와 만주 등 단 음식을 손쉽게 먹을 수 있게 되었다.

이후 몇 종류의 식용 타르색소가 하나둘씩 허가를 받게 되어 여러 가지 색깔로 착색된 식품들이 등장했다.

1950년대 중반에는 가공식품 시대로 돌입하게 된다. 가장 대표적인 식품이 바로 인스턴트 라면이다. '치킨라면'을 필두로 해서 300여 개에

** 합성감미료에는 사카린과 둘신 이외에도 아세설팜 K, 시클라민산나트륨 등이 있는데, 우리나라에서는 둘신과 시클라민산나트륨은 허가되지 않았다.

이르는 제조업체가 생겨나면서 인스턴트 라면은 춘추전국시대를 맞이했다. 이에 힘입어 인스턴트식품에 눈을 돌린 식품 제조업체들은 그때부터 인스턴트 커피·스프·밀크·카레 등을 연달아 출시했다.

이러한 인스턴트식품의 등장으로 식생활은 그 이전의 전통적인 음식의 역사와는 아주 다른 양상을 띠게 되었다. 식품산업이 급성장하고 식품의 대량생산, 대량유통이 시작되면서 생활속에 가공식품들이 넘쳐나게 된 것이다. 결과적으로 식품업체들 간의 판매 경쟁이 더욱 치열해져 좀 더 맛있고, 먹기 편하고, 잘 팔리는 제품을 만드는 데 치중하게 되었다.

글루탐산나트륨을 비롯해 아미노산과 같은 화학조미료를 사용하면 손쉽게 맛을 낼 수가 있었다. 그 당시에는 대부분의 가정에 반드시 화학조미료가 들어 있는 빨간 뚜껑의 작은 병이 비치되어 있을 만큼 인기를 끌었다. 여름이 되어 가지나 오이무침이 식탁에 등장하면 제일 먼저 이 하얀 가루, 즉 화학조미료를 뿌리고 간장을 버무려 먹었다. 또 TV 요리 프로그램 속의 요리사는 "여기서 화학조미료를 조금 넣고"라고 말하면서 요리 지도를 하곤 했다.

이 무렵부터 점차 부드러운 음식이 맛있고 고급이라는 인식이 생겨나게 되었고 부드러운 가공식품들이 등장하기 시작했다. 부드럽게 만들기 위해서는 유화제**, 결착제**, 호료** 등과 같은 여러 가지 식품 첨가물이 사용되었다. 이렇게 부드러운 음식물만을 선호하는 시대가 시작되자 씹지 않아도 되는 식품들이 점차 늘어났고, 씹지 않는 식생활이 급속하게 퍼지게 되었다.

오랜 세월에 걸쳐 사람들은 언제나 음식물을 꼭꼭 씹어 섭취해왔는데, 1950년대 중반 가공식품 시대로 돌입하면서부터 부드러운 음식물이 등장하게 되고 음식물을 잘 씹지 않게 되었다. 이렇듯 잘 씹지 않게 된 것은 오랜 음식의 역사 속에서 겨우 최근 6, 70년 전부터의 일이다.

** **유화제** : 서로 섞이지 않는 두 종의 액체를 안정적으로 혼합시켜 분리되지 않도록 하는 첨가물. 좀 더 맛있어 보이게 하기 위해 그리고 저장 기간을 연장시키기 위해 사용한다.

** **결착제** : 육류, 수산물의 가공 시 보수성과 탄력성을 강화하기 위해 사용하는 식품첨가물이다.

** **호료** : 가공식품의 형태를 유지하고 감촉을 좋게 하기 위해 사용하는 식품첨가물이다.

타액 연구를 통해
'씹는 습관'의 중요성 깨달아

앞에서 현대는 음식물을 잘 씹지 않게 된 시대라고 말했는데, 과연 현대인들은 구체적으로 음식물을 어느 정도 씹고 있는 것일까?

필자가 어렸을 때는 TV도 없었던 시대인지라 식사 시간에는 가족 모두가 한 자리에 모였으며, 단란하게 가족 간의 대화를 나누었다.

식탁에 자주 오르던 음식은 삶은 콩이나 콩장 같은 콩류, 말린 오징어나 대구포 등 건어물, 단무지, 무말랭이장아찌, 삶은 녹미채나 미역·다시마 등의 해조류, 우엉과 채소무침 등으로, 모두 씹는 맛을 느낄 수 있으며 씹으면 씹을수록 맛이 나는 음식들이 대부분이었다. 이와 함께 매일 먹는 주식인 보리밥 역시 쌀밥과 달리 오랫동안 씹지 않으면 안 되었다.

그런데 필자가 대학을 졸업한 1950년대 중반에는 슈퍼마켓이 각지에서 문을 열었고 가공식품이 많아졌으며, 식품산업의 규모가 날로 확장되고 있었다. 인스턴트 라면이 출시되자 신기한 마음에 곧잘 사먹었던 기억이 난다.

또한 어느 가정에서나 가공식품에 의존하는 경향이 나타나기 시작했으며, 대량생산되어 깨끗하게 포장된 가공식품을 먹는 것이 보다 위생적이고 현대적인 식생활이라고 생각하게 되었다. 물론 나중에 가서야 이것이 큰 착각이었다는 사실을 깨닫게 되었지만, 이 무렵부터 사람들은 음식을 잘 씹지 않게 되었다.

대학을 졸업한 후 도쿄공업대학에서 조교로 근무했다. 이때 처음으로 집을 떠나 도쿄의 한 아파트에서 자취생활을 시작했는데, 자연스럽게 외식에 의존하게 되었다. 아침식사를 거르고 학교에 가서 학생식당에서 이른 점심을 먹었다. 주로 메밀국수·우동·라면과 같은 국수류나 카레라이스·볶음밥 등을 사 먹었고, 저녁에는 주로 집 근처의 음식점에서 백반을 사 먹었다.

그 시절에는 나름대로 먹는 자유를 만끽했지만 지금 생각해보면 정말로 엉망진창인 식생활의 연속이었고, 이 무렵부터 잘 씹지 않는 습관을 들이게 된 듯하다.

도쿄공업대학 재직 중 몇 년간 미국으로 건너가 연구원 생활을 했는데, 이때 햄버거와 콜라도 자주 사 먹었다. 저렴한 데다 간편하고 영양가도 높았기 때문이다. 당시 일본에서는 보기 드물었지만 미국에서는 일상적으로 자주 먹는 음식물이었다.

귀국해서는 교토의 도시샤대학에서 교편을 잡게 되었는데, 이 무렵에는 이미 음식물을 꼭꼭 씹어 먹는 습관을 완전히 망각한 채 생활했다. 그리고 가공식품에 맛을 들여 자타가 공인하는 '빨리 먹는 사람'이 되어 있었다. 흰쌀밥·면류·인스턴트 라면·햄·소시지 등 대충 씹어도 술술 잘 넘어가는 음식들을 주로 먹었다.

1980년에는 뒤에서 자세히 언급할 사회적 배경 때문에 대학에서 타액 연구를 시작했다. 그리고 이 타액에 놀라운 기능이 숨어 있다는 사실을 알고 꼭꼭 씹어 먹는 일이 얼마나 중요한지를 깨달았다. 동시에 나 자신이 얼마나 잘 씹지 않고 음식을 먹는지도 알게 되어 무척 놀랐다.

그 후 씹는 맛을 느낄 수 있는 딱딱한 음식을 먹겠다고 마음먹고, 항상 꼭꼭 씹어 먹고 있는지를 신경 써왔다. 하지만 잘 씹어 먹지 않는 습관이 이미 몸에 배어 때때로 씹어야 한다는 사실을 잊고 있는 나를 발견할 때도 있었다.

이제까지 대학 강의를 통해 인간의 타액 연구 내용을 소개하고 학생들에게 씹기의 중요성을 강조해왔다. 이 무렵부터 전국 각지에 초청되어 음식의 안전성과 환경문제에 대해서 일반 시민을 대상으로 강연을 하는 일이 잦아졌는데, 그때마다 반드시 '음식물을 잘 씹어 먹는 습관'의 중요성을 역설해왔다.

요약하면 부모와 함께 살 때는 꼭꼭 씹어 먹었지만, 부모로부터 독립했을 즈음 가공식품 시대가 시작되었고 역시 시대의 흐름에 휩쓸려 제대로 씹지 않는 식습관에 젖게 되었다는 것이다. 그리고 지금으로부터 40여 년 전 타액 연구를 통해 다시금 꼭꼭 씹게 되었고, 현재는 씹는 맛을 느낄 수 있는 음식들을 골라 입 안에 넣고 30회 이상 씹는 것을 습관으로 삼고 있다.

독자 여러분도 한번 시도해보라. 식사 때 옆에 펜과 종이를 놓아두고 음식물을 입 안에 넣을 때마다 음식의 이름과 이를 몇 번 씹고 삼키는지를 기록해보라. 그리고 이를 합쳐 한 끼 식사에서 몇 번을 씹고 어느 정도의 시간을 들여 먹고 있는지를 조사해보라.

어린이나 젊은이, 중년, 노년 등 나이에 따라 식사하는 시간과 씹는 횟수가 다를 것이다. 아마 중년에서 노년의 독자라면 어렸을 때에는 꼭꼭 씹어 먹는 습관이 있었는데, 지금은 잘 씹지 않게 되었다는 사실에 공감하는 사람이 많을 것이다. 그러나 어린이나 젊은 사람들은 태어나서부터 잘 씹지 않는 버릇을 들인 채 지금까지 살아왔기 때문에 그런 기억이 전혀 없을 수도 있다.

부드러운 음식이
맛있고 고급이라는 인식

제2차 세계대전 직후, 일본은 유례없는 식량 난을 겪게 되었는데 곡류를 중심으로 한 미국의 구호물자 덕분에 굶주림을 겨우 면할 수가 있었다. 서서히 식량 공급이 안정을 되찾게 되면서 식품이 불경기에도 돈벌이가 되는 상품으로 여겨져, 대량생산을 목적으로 한 식품업이 활발해졌다. 그리고 식품업은 점차 거대해져 식품산업으로 성장하게 되었다.

이러한 성장의 배경에는 냉동기술이 발달한 덕분도 있겠지만, 가장 큰 이유는 식품첨가물이라는 인공 화학물질의 사용이 일반화되었기 때문이다. 식품첨가물에는 여러 종류가 있는데, 그중 가장 주목되는 물질이 식품의 장기 보존을 가능하게 하는 살균제, 보존제, 방부제, 산화방지제 등이다.

식품 제조업체의 가장 큰 골칫거리는 반품이다. '곰팡이가 피었다', '이상한 냄새가 난다', '변색되었다', '상했다', '딱딱해졌다' 등등의 이유로 힘들게 제조해 배송한 식품이 반품되어 돌아온다면 식품회사는 큰 손실을 보게 된다. 하지만 각종 식품첨가물을 사용하게 되면서 상온에서도 식품의 대량생산·대량유통이 가능해져 식품 제조업체들은 안정적으로 이익을 얻을 수 있게 되었다.

그러나 식품첨가물은 '식품 속'에 들어가기 때문에 당연히 현대인들은 이들 인공 화학물질을 섭취하게 된다. 오랜 음식의 역사 속에서 현대에 살고 있는 우리들만이 몸속에 이물질인 이들 화학합성 물질을 갑작스럽게 받아들이게 된 것이다. 물론 안전성 실험은 했지만 여전히 의심스러운 물질도 적지 않다. 그러므로 인공 화학물질이 첨가된 식품을 거부하는 사람이 있는 것도 당연한 일이다.

하지만 식품회사는 이익을 내기 위해 많이 판매해야만 한다. 많이 판매하려면 우선 맛있어야 하고, 영양가가 있어야 하며 저렴해야 한다. 게다가 먹기 편해야 한다는 점도 한몫을 할 것이다. 그런 이유로 딱딱한 것보다는 부드러운 것이 먹기 편하기 때문에 잘 팔릴 것이라고 생각하게 되었다. 거기에다 부드러운 음식이 맛있고 고급이라고 생각하는 사람이 늘어난 것도 사실이다. 그래서 유화제, 결착제, 호료 등의 식품첨가물을 사용해 부드럽게 가공한 식품들이 등장하게 되었다.

빵을 예로 들어 생각해보자. 일본에서는 빵은 촉감이 부드럽고 마치 솜 같은 느낌을 주는 것이 고급스럽다는 인식이 있다. 거기에는 유화제(글리세린지방산에스테르, 솔비탄지방산에스테르 등), 품질개량제(스테아릴젖산칼슘, 메틸셀룰로스 등)와 같은 첨가물이 사용되고 있다. 또한 장기 보존하기 위해서는 산화방지제(부틸히드록시아니솔, 디부틸히드록시톨루엔 등)나 보존료(프로피온산칼슘, 프로피온산나트륨 등)가 사용된다.

반면, 서양에서는 오랫동안 씹어야 하는 딱딱한 빵을 선호한다. 프랑스빵이나 독일빵 등 대부분은 이스트균과 소금 외에 합성화학물질인 첨가물은 일체 사용하지 않는 것이 상례이다. 한번 프랑스빵이나 독일빵을 사서 먹어보라. 먼저 꽤 질기다는 사실에 놀랄 것이다. 그 다음에는 씹으면 씹을수록 빵 특유의 고소한 맛이 나서 맛있다고 느끼게 될 것이다.

현재 빵뿐 아니라 우리들 주위에 널려 있는 가공식품은 대부분이 부드러운 음식들만 있다고 해도 과언이 아니다. 씹을 필요가 없는 부드러운 식품이 늘어나 사람들은 더욱 더 잘 씹지 않게 된 것이다.

스낵과 인스턴트식품에
길들여진 아이들

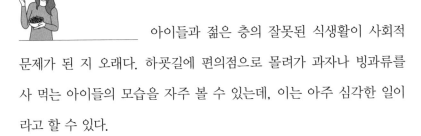

아이들과 젊은 층의 잘못된 식생활이 사회적 문제가 된 지 오래다. 하굣길에 편의점으로 몰려가 과자나 빙과류를 사 먹는 아이들의 모습을 자주 볼 수 있는데, 이는 아주 심각한 일이라고 할 수 있다.

1963년에 창립되어 소비자 교육과 생활에 대한 조사연구를 행하고 있는 베터 홈(Better Home)협회는 과거 일본 남녀 중학생의 식생활에 대한 조사를 실시해 다음과 같은 결과를 얻었다.

◎◎ 중학생 식생활 조사

1. 집에서 요리나 설거지를 거들어본 적이 없다 : 78.8%

2. 아침식사는 거른다 : 75.8%

3. 함께 모여서 식사를 하지 않으므로 가족들과 보내는 시간이 없다 : 72.7%

4. 청량음료나 스낵, 인스턴트식품을 자주 먹는다 : 69.7%

5. 음식물을 소중하게 생각하지 않는다 : 48.5%

6. 저녁식사는 편의점에서 파는 도시락이나 패스트푸드로 때운다 : 36.4%

7. 반드시 하루에 세 끼를 먹어야 한다고 생각하지 않는다 : 36.4%

8. 균형 잡힌 식사에 대한 지식이 없다 : 30.3%

9. 식사다운 식사는 오직 급식뿐이다 : 21.2%

이와 같은 결과는 매우 충격적이다. 아이들의 식생활이 완전히 망가져 있음을 의미하기 때문이다.

이러한 식생활의 문제는 아이들의 정신 건강에도 영향을 미칠 수밖에 없다. 참을성이 부족하고, 집중력이 떨어지거나, 불안과 우울을 유발할 수도 있기 때문이다.

그래서 이 책을 통해 아이들의 이런 점들을 바로 잡아보고자 한다. 먼저 이 책을 부모들이 읽어 지금의 심각한 상황을 인식했으면 한다. 이대로는 사랑하는 아이들의 미래를 보장할 수 없기 때문이다.

20분 만에 먹어치우는
학교급식

 과거 한 신문의 독자 투고란에 한 아이 엄마가
급식에서 빨리 먹도록 지도하는 학교 방침에 대해 문제를 제기하는 글
이 게재되었다.

이 주부에게는 올봄 초등학교에 입학하는 아이가 있다. 지난해 가
을 입학 예정 아동과 그 부모들은 초등학교에 모여 선생님들로부터 아
이들이 입학 전에 꼭 알아야 할 예절교육과 마음가짐에 대해 여러 가
지 설명을 들었다.

그 설명 중에서 그녀에게는 마음에 걸리는 점이 하나 있었다. 바로
학교급식에 대한 것으로 '급식 시간이 20분밖에 되지 않으므로 시간
내에 식사를 마칠 수 있도록 지금부터 집에서 빨리 먹는 훈련을 시켜
달라'는 것이었다.

당시 아이가 다니고 있던 유치원에서도 초등학교 입학에 대비해 급식을 20분 이내에 먹을 수 있도록 지도하고 있었다고 한다. 아이는 친구들보다 체구가 작은 탓에 식사량이 적은데도, 편식을 하는 편이어서 식사하는 데 시간이 많이 걸렸다. 그래서 유치원에서는 언제나 마지막까지 혼자 남아서 밥을 먹었다고 한다.

그녀는 이런 점이 마음에 걸려 집에서도 늘 빨리 먹으라고 잔소리를 해왔다. 그래서인지 요즘에 먹는 속도가 많이 빨라졌지만, 아이가 밥을 먹는다기보다는 마치 음식물을 입 안에 쑤셔 넣는 것 같은 기분이 들었다. 그리고 다 먹으면 꼭 "엄마, 몇 분이나 걸렸어요?"라고 물어보는 습관이 생길 정도로 아이는 오직 먹는 데 걸린 시간에만 관심을 기울였다.

이 엄마는 자신이 어렸을 때에는 늘 "천천히 꼭꼭 씹어 먹어라"고 배웠는데 어느 사이엔가 아이에게 "빨리 먹어라"고 말하는 자신의 모습을 보면서 당혹감을 느낀다고 했다.

이런 학부모의 문제 제기는 당연하다고 할 수 있다. 급식 시간이 짧아 포크 겸용 수저를 사용해 허겁지겁 먹어치우도록 지도해온 것이 사실이었다. 게다가 급식 식단에도 여러 가지 문제점이 있다. 특히 아이들이 좋아하는 음식만을 최우선 순위로 삼은 탓에 별로 씹을 필요가 없는 부드러운 음식들이 주를 이루고 있다.

제2차 세계대전 직후의 학교급식은 큰 의미가 있었다. 당시에는 식량이 절대적으로 부족해 학교에 도시락을 못 싸오는 아이들도 많았으며, 결식아동이나 아동의 영양실조가 사회적으로 큰 문제가 되었다. 이러한 아이들의 굶주림을 채워주고 영양을 공급할 목적으로 시작된 것이 학교급식이었다.

이처럼 중요한 역할을 수행해왔던 학교급식이었지만 오늘날에는 사정이 180도로 달라졌다. 지금은 음식이 넘쳐나는 세상이다. 당연히 학교급식도 이런 시대의 변화에 발맞춘 새로운 대응이 필요하게 되었다.

학교급식은 단순히 학급 친구들과 즐겁게 먹는데 그치는 것이 아니라 바른 식생활 교육을 실시할 수 있는 좋은 기회이기도 하다. 교사도 학생들과 함께 식사하면서 세계의 기아·환경문제나 건강과 음식의 관계에 대해 이야기할 수 있으며, 음식에 대해 감사할 줄 아는 마음을 학생들에게 심어줄 수 있다. 그리고 천천히 먹으며 잘 씹는 습관을 기르도록 할 수 있는 절호의 기회이기도 하다.

다행스러운 일은, 일부 학교에서는 잘 씹어야 하는 식재료를 사용해 아이들에게 잘 씹어 먹는 습관을 들이는 식생활 교육을 하고 있다. 오래 전부터 학회나 강연, 책을 통해 음식물을 잘 씹어 먹는 게 중요하다고 역설해 온 필자로서는 그 노력이 결실을 맺은 것 같아 기쁘다. 우엉조림이나 단무지 등 꼭꼭 씹어 먹어야 하는 음식을 식단에 넣어 아이들에게 잘 씹어 먹는 것이 중요하다는 사실을 알려주었으면 하는 바람이다.

바빠서 꼭꼭 씹어 먹을
시간이 없다?

필자는 오랫동안 대학에서 교편을 잡고 있었
는데, 연구실에는 대학원생을 포함해 학생들이 늘 15명에서 20명 정
도 상주했다. 이들과 1년에 몇 번 회식 자리를 만들어 함께 밥을 먹으
면서 대화를 나누곤 했다. 거기서 알게 된 사실은 집에서 통학하는 학
생이나 자취하는 학생이나 거의 모두 아침식사를 거른다는 점이다.

앞에서 아침식사를 거르는 중학생이 75.8%에 달한다는 조사 결과
를 소개했는데, 그 비율은 대학생 쪽이 훨씬 높은 듯했다. 또한 아침
식사를 하고 온다는 학생조차도 입 안에 빵을 가득 쑤셔넣고 집에서
급히 뛰쳐나오는 형편이었다. 회식 자리에서도 잘 씹어 먹는 학생은 거
의 없었다. 그리고 보니 필자도 젊었을 때에는 잘 씹지 않고 음식을 대
충 삼키곤 했었다.

대학에서는 점심식사를 하는 학생들의 모습을 관찰할 기회가 많다. 오전 강의가 끝나면 각 강의실에서 쏟아져 나온 학생들이 학생식당으로 몰려간다. 식당 자리는 곧바로 들어차고 긴 행렬이 생긴다. 대학에 따라 다르겠지만 점심시간이 보통 1시간 정도여서 긴 행렬 속에 마냥 서 있다가는 오후 강의시간을 맞추기 어렵다. 따라서 그중에서는 학생식당을 포기하고 근처의 편의점에서 삼각김밥이나 빵을 사와 캠퍼스 여기저기에서 쭈그리고 앉아 먹기도 한다. 역시 이런 경우에도 식사시간은 5분에서 길어야 10분 정도다. 물론 잘 씹어 먹을 턱이 없다.

이런 사정은 직장인들도 마찬가지다. 맞벌이 부부 가정이 늘어나면서 아침식사에 시간을 들이는 일이 아주 힘들어졌다. 그래서 아침식사를 거르거나 토스트 한 조각과 커피 한 잔으로 때우는 가정도 많다. 점심식사 역시 시간이 짧고 식당이 붐비기 때문에 단시간에 재빨리 먹어치우는 경우가 많다. 기차역 플랫폼에서도 국수나 우동 같은 음식을 마치 들이마시듯이 먹어치우는 사람들을 자주 본다. 물론 국수류는 그다지 씹지 않아도 소화에 지장을 주는 음식은 아니다. 하지만, 그렇게 시간에 쫓겨 먹는 탓에 점차 씹는 습관을 잊어가고 있다는 사실조차 깨닫지 못하는 것은 아닐까?

사정이 이러니 적어도 저녁식사만큼은 느긋하게 하고 싶을 것이다. 하지만 저녁에도 예전처럼 가족들이 다 같이 모여 단란하게 식사하는 일이 줄고 TV를 보면서 말없이 먹기만 하는 경우가 많아졌다. 대부분의 가정에서 저녁식사는 아침식사나 점심식사에 비해 조금 길 것이다. 하지만 길다고 해봐야 15분에서 20분 정도가 고작이다.

이렇듯 식사 시간이 짧기 때문에 잘 씹지 않게 된 것인지 잘 씹지 않아서 짧아진 것인지 잘 모르겠지만, '바쁘니까 잘 씹지 않게 되었다'는 말은 변명에 불과하다. 가족 모두가 조금만 일찍 일어나면 제대로 된 아침식사를 만들 수 있고, 또 시간을 들여 천천히 잘 씹으면서 식사를 할 수 있다. 그렇게 하기 위해서는 밤에 좀 일찍 자면 된다.

이탈리아인들의 경우에는 2시간에 걸쳐 점심식사를 한다고 들은 적이 있다. 모든 이탈리아인들이 다 그렇지는 않겠지만, 그들의 쾌활한 국민성을 고려하면 친구들과 즐겁게 대화를 나누면서 시간을 들여 느긋이 식사를 즐기는 모습을 쉽게 연상할 수 있다. 그런데 한국인이나 일본인의 경우에는 가공식품 시대에 접어들면서 자신도 모르는 사이에 급하게 먹는 습관이 생겼다.

옛날부터 일찍 자고 일찍 일어나는 것이 건강에 좋다고 했다. 태양과 함께 보내는 생활이 몸의 리듬을 유지하게 만들고 건강하게 하며, 아침에 일어나서 상쾌한 기분으로 먹는 아침식사는 건강을 위해 꼭 필요하다. 아침식사가 영어로 블랙퍼스트라는 정도는 누구나 알고 있겠지만, 왜 이런 말이 생겼는지는 잘 모를 것이다. 이 말의 의미는 단식을 끝냈다는 뜻이다. 즉 자고 있는 동안 음식물을 섭취하지 않았다가 아침식사와 함께 단식을 끝마친다는 말이다. 이는 아침식사를 통해 하루의 활동을 위한 에너지를 얻는 것이 매우 중요하다는 의미이다.

'일찍 일어나는 새가 벌레를 잡는다'는 속담처럼 일찍 일어나서 제대로 된 아침식사를 천천히 잘 씹어 먹는 것은 건강에 큰 보탬이 된다. 잘 씹어 먹어야 앞으로 자세하게 설명하는 타액의 효용을 충분히 얻을 수 있기 때문이다.

식품첨가물이 들어간
부드러운 가공식품의 범람

 우리는 식품산업이 거대화되고 슈퍼마켓이나

편의점이 각지에서 생겨난 가공식품 시대에 살고 있다.

일반 가정에서 매일 먹는 가공식품의 비율은 60%를 넘는다고 한다. 가공식품의 비율이란 가계 식비 중에서 먼저 외식비를 빼고 남는 식비 중 가공식품을 구입한 비율을 말한다. 그런데 이것이 60%를 넘는다니 상당히 심각한 일이 아닐 수 없다.

$$가공식품\ 비율 = \frac{가공식품\ 구입비}{식비 - 외식비}$$

제2차 세계대전이 일어나기 전에도 가공식품은 있었다. 어묵, 햄, 소시지 등이 이미 생산, 판매되고 있었지만 대량생산이 아니었고 유통도 전국 규모로 이뤄지지 않았기 때문에 가공식품이라고 볼 수 없다. 이들이 전국 규모로 유통되지 않았던 데에는 다 그만한 이유가 있었다. 전쟁 전에는 지금과 같이 방부제, 보존제, 살균제 등이 사용되지 않았기 때문에 식품이 잘 부패되어 오래 보존할 수 없었기 때문이다. 따라서 그 지방에서 만든 식품은 원칙적으로 그 지방에서 단기간에 소비되었다.

한편 전쟁 전에도 전국 규모로 유통된 식품이 있었는데, 이는 통조림과 같은 비상식품으로 특수한 경우를 제외하고는 잘 먹지 않았다. 그래서 전쟁 전 가공식품 비율은 거의 제로에 가까웠다고 할 수 있다.

그러나 오늘날 가공식품은 대량생산, 대량유통, 대량판매되고 있다. 이전에는 불가능했던 일들이 가능하게 된 데에는 그만한 이유가 있다. 바로 마법이라고 해도 좋을 만큼 장기 보존을 가능하게 만든 살균제, 방부제, 보존제 등 식품첨가물의 등장이다. 이들 화학합성물질 덕분에 가공식품이 범람하게 된 것이다.

화학합성물질인 식품첨가물은 현재 수백여 가지가 사용허가를 받았으며, 이 가운데에는 식품을 부드럽게 만드는 작용을 하는 물질도 있다. 예를 들어 유화제, 합성호료, 결착제 등이 그것이다. 이들 물질은 모두 중복되는 다양한 효과가 있어 물질마다 각각 구별하여 설명하기는 어렵다. 따라서 여기에서는 이들 물질의 다양한 첨가 효과를 종합해서 언급하도록 하겠다.

1. **점조성(粘稠性)이 있어 식품의 조직을 형성** : 적당한 찰기를 가지게 해 식품의 형태를 갖추게 한다.

2. **지방의 유화(乳化) 안정과 균일화** : 지방에 적당량의 수분을 함유시켜 융합하게 만들고 균일하게 한다.

3. **식품을 젤 상태로 만듦** : 젤리처럼 형태를 안정시킨다.

4. **식품의 형태를 형성** : 부풀어 있으면서도 형태가 흐트러지지 않도록 한다.

5. **결착성과 연화** : 형태를 유지하면서 부드럽게 만든다.

이런 첨가제의 특성 때문에 가공식품은 모두 부드럽고 잘 씹지 않아도 먹을 수 있다. 현대는 가공식품 시대, 즉 부드러운 음식이 만연하는 시대라고 할 수 있다. 가공식품은 씹으면 씹을수록 맛이 없다는 사람도 있다. 그 말대로라면 맛있는 동안에 얼른 삼켜 넘기는 것이 어쩌면 당연한 일일지도 모르겠다.

Chapter 03

잘 씹지 않으면
어떤 일이 생길까

현대인들은 음식을 먹을 때 잘 씹지 않는다. 이를 보면 현대는 씹지 않는 시대라고 말해도 결코 과언이 아니다. 필자의 어렸을 때와 비교해보면 현대인들은 마치 음료수 마시듯이 식사를 하고 있다. 반면 옛사람들은 음식을 꼭꼭 씹어 먹으면서 살아왔다. 이처럼 조상 대대로 줄곧 해왔던 일을 갑자기 중단하면 그에 대한 부작용은 반드시 나타나게 마련이다. 실제로 우리의 몸에는 여러 가지 변화가 일어나고 있다. 특히 이러한 변화는 어린아이에게 보다 두드러지게 나타나고 있다. 지금부터는 식습관의 변화와 그에 따른 부작용에 대해 살펴본다.

부드러운 음식만 먹으면
치아도 퇴화할까?

사람의 몸에는 불필요한 조직이 하나도 없다. 어느 부위든 나름대로의 방식으로 각자의 역할을 담당하고 있다. 이는 오랜 과정을 거치면서 살기 위해 꼭 필요한 기관은 보다 적합한 형태로 진화되어왔기 때문이다.

이렇듯 생명체는 신체의 안전과 자손번식을 위해 살아가도록 적합하게 진화되었다.

그러나 다만 필요 없는 부위는 차차 퇴화되어간다. 꼬리의 예를 들면, 사자나 호랑이에게는 질주할 때 급격한 방향 전환을 위해 필요하며, 원숭이는 나무 위에서 생활하기 위해 필요하다. 그러나 땅 위에 살면서 지능이 발달한 인간에게는 더 이상 필요치 않기 때문에 퇴화되었다.

치아 역시 필요하기 때문에 인간의 몸에 갖추어져 있다. 치아의 존재는 물론 씹기 위해서이다. 유치의 수는 상하 각각 10개로 총 20개다. 이 유치가 빠진 후 일생 동안 사용해야 할 영구치가 나는데, 이는 상하 각각 14개, 총 28개다. 여기에다 사랑니 4개를 합치면 전부 32개가 된다.

유치와 영구치는 각각 인간의 성장에 맞춰 음식물을 씹는 데 적합하게 만들어져 있다. 여기에서 신체 구조의 경이로움을 다시금 찾아볼 수 있다. 앞니와 큰 어금니, 작은 어금니 등 치아에는 각각의 역할이 주어져 있다. 치아의 모양이나 배열 방법, 단단한 정도 등은 곡물이나 채소, 뿌리채소와 같이 어느 정도 딱딱한 음식들을 먹는 데 적합하게 형성되어 있다.

하지만 지금처럼 부드러운 음식들만 넘쳐나 음식물을 잘 씹을 필요가 없다면 어떻게 될까? 더 이상 치아는 필요 없게 되는 것일까? 그렇다고 해서 치아 자체가 퇴화하지는 않겠지만, 그에 따른 부작용은 염두에 두어야 한다. 몇백만 년이나 사용해왔던 치아를 불과 6, 70년 전부터 잘 사용하지 않게 되었으니, 그에 따른 여러 가지 부작용이 발생하는 것은 당연한 일 아니겠는가?

씹지 않게 된 아이들과
들쑥날쑥한 치아

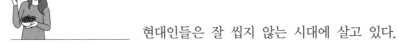 현대인들은 잘 씹지 않는 시대에 살고 있다.
부드러운 음식물이 많아져 일부러 노력해서 씹지 않아도 되기 때문이
다. 특히 아이들이 먹는 음식은 햄버거, 카레라이스, 국수류 등 모두
어금니로 힘주어 씹지 않아도 되는 것들이다.

부모들은 아이들이 좋아할 만한 음식을 우선으로, TV 광고에서 끊
임없이 등장하는 가공식품과 손이 덜 가도록 거의 조리가 다 된 반찬
을 식탁에 올린다. 먹기 힘든 것을 꺼리게 됨에 따라 씹는 맛을 느낄
수 있는 딱딱한 음식들은 식탁에서 점차 모습을 감추고 있는 것이다.

현대인들이 잘 씹어 먹는 습관을 갑작스레 그만두게 되면서 제일 먼
저 나타나는 부작용이 치아의 변화이다.

치과의사의 말에 따르면, 치아가 들쑥날쑥하거나 윗니와 아랫니가

서로 맞지 않는 아이들이 늘고 있다고 한다. 이는 부드러운 음식만 먹어 잘 씹지 않게 되면서 나타나는 현상이다. 즉 유아기 때에 음식을 잘 씹지 않으면 아래턱의 발육이 잘 안 되는데, 이런 상태에서 영구치가 나면 치아가 옆으로 눕거나 비뚤어지거나 덧니가 생겨 윗니와 아랫니가 서로 맞지 않는다고 한다. 이런 경우에는 입 안에 음식물이 들어가면 앞니만을 이용해서 씹어야 되는데, 잘 씹히지 않기 때문에 자연히 딱딱한 음식과 채소를 싫어하게 된다.

이렇듯 부드러운 음식만을 대충 씹어서 먹으면 치아가 제대로 고정이 안 돼 흔들거리게 된다. 이 사실은 개를 이용한 실험에서도 증명되었다. 개에게 부드러운 먹이만 수개월 동안 먹이자 치아가 흔들거리기 시작했는데, 이는 잇몸이 약해져 치아를 단단하게 고정시키지 못하기 때문이었다. 이 개에게 다시 딱딱한 먹이를 제공하자 치아가 흔들거리는 현상이 멈추었다. 따라서 이런 점을 고려해 개 사료는 잘 씹을 수 있도록 딱딱하게 만든다고 한다.

이는 인간에게도 똑같이 적용되는데, 특히 성장기 어린이들의 경우 더 큰 영향을 받는다. 하지만 이런 중요한 사실을 알고 있는 부모는 거의 없는 듯하다. 요즘에는 아이에게 잘 씹어 먹으라고 주의를 주는 부모도 별로 본 적이 없다. 하긴 아이에게 부드러운 음식을 주면서 "잘 씹어라"고 말하지 않는 것은 어쩌면 당연한 일일지 모른다. 더군다나 부모 자신도 이미 잘 씹지 않는 세대에 속하는 탓도 있을 것이다.

그러나 부모들은 조금이라도 빨리 이런 잘못을 깨달아야 한다. 그리고 아이가 음식물을 잘 씹게 하기 위해서 부모로서 무엇을 해야 할지 잘 생각해볼 필요가 있다.

사실 조금만 신경을 쓴다면 아이들이 좀 더 잘 씹도록 도와줄 수 있다. 예를 들어 딱딱한 식품을 고르고, 요리할 때 고기나 채소 등을 조금 크게 썰거나, 땅콩이나 건포도를 넣거나 참깨를 사용하는 등의 방법으로 아이들은 조금씩 씹는 습관을 익힐 수 있을 것이다.

아이들은 학교급식으로 나오는 음식을 잘 남긴다고 하는데, 도대체 어떤 음식을 잘 먹지 않는 것일까? 일본학교보건회가 초등학교 1학년 급식에서 아이들이 남기는 음식물의 종류와 양을 조사한 적이 있었다. 그 결과 당근이나 호박 등 녹황색 채소는 40%, 배추·양파·무 등의 흰색 채소는 30%를 남긴다고 한다. 이는 상당히 큰 수치이며 아이들이 채소를 싫어한다는 사실을 잘 보여주고 있다.

한편 아이들이 좋아하는 급식 메뉴 상위 3위는 카레라이스, 야키소바**, 햄버거이며, 싫어하는 메뉴는 탕수육, 생선이나 채소 등을 식초로 조미한 음식, 고모쿠마메**라고 한다. 여기서 주의를 끄는 것은 아이들이 좋아하는 메뉴는 모두 부드러워 별로 씹지 않아도 되는 음식들이라는 점이다. 이에 비해 싫어하는 메뉴는 하나같이 잘 씹지 않으면 소화가 잘 안 되는 음식들이며, 식초나 채소가 많이 들어가 있는

** **야키소바** : 국수와 채소·고기 등을 섞어 기름으로 볶은 요리.
** **고모쿠마메** : 당근, 우엉, 연근 등과 함께 졸인 콩 요리.

음식들이다. 이 조사 결과로 우리는 아이들이 딱딱한 음식이나 식초, 채소를 싫어하며 서양식 음식을 좋아하는 경향을 보인다는 사실을 알 수 있다.

이는 학교급식의 예이기는 하지만, 가정에서도 비슷할 것이다. 아이들은 딱딱하고 씹는 맛을 느낄 수 있는 음식이나 채소, 식초가 들어간 음식은 좋아하지 않는다. 이런 아이들의 음식 선호도를 알고 학교급식이나 가정에서 아이들의 입맛에 맞춰 요리를 하는 것은 아닌지 모른다. 그러나 아이들의 치아 건강을 생각한다면 부모들은 좀 더 지혜를 발휘해 아이들에게 씹는 습관의 중요성을 가르치고 딱딱한 음식을 먹이도록 노력해야 한다.

턱이 덜 발달되어
인상이 바뀐 현대인

씹기는 턱 운동을 동반하므로 턱뼈에 붙어 있는 근육을 잘 움직이게 해 턱을 발달시킨다. 그런데 부드러운 음식만을 먹게 되면 잘 씹지 않는 습관이 붙어 턱의 근육이 발달하지 못한다. 그렇게 되면 턱뼈도 잘 자라지 않아 턱이 퇴화하게 된다. 그 결과 일본인의 인상이 바뀌었다고 할 수 있다.

그러고 보면, TV에 나오는 젊은 연예인이나 지하철에서 만나게 되는 학생처럼 젊은 사람들은 하나같이 희고 갸름한 얼굴을 하고 있다. 이런 얼굴은 옛 귀족들에게서 많이 찾아볼 수 있는 얼굴로, 품위 있어 보이기는 하지만 강인하고 야무져 보이지는 않는다.

컴퓨터그래픽을 통해 두개골에 피부를 입히고 얼굴을 재생시키는 기술이 있다. 이 기술을 사용하면 뼈만 남은 두개골에서 살아 있었을 때의 얼굴을 재현할 수 있어 실제로 범죄수사에 많이 활용되고 있다. 이 기술을 이용해 선사시대의 사람 얼굴을 재현함으로써 현대인과 비교하는 연구도 이뤄지고 있다.

선사시대 사람과 현대인의 얼굴에서 가장 큰 차이점은 바로 턱에 있다. 선사시대 사람의 턱은 두텁고 아주 튼튼하지만 현대인의 턱은 얄팍하고 약해 보인다. 이는 현대인이 그다지 씹을 필요가 없는 부드러운 음식물만을 먹게 됨에 따라 선사시대의 사람에 비해 턱뼈가 잘 발달되지 않았기 때문인 것으로 보인다. 턱뼈와 그 주위 근육은 얼굴 전체의 근육 성장에도 크게 관련있는데, 턱이 잘 발달되지 못하면 얼굴 전체의 근육이 느슨해지고 나약한 인상을 주게 된다.

옛 시대의 장군 초상화를 보면, 어느 장군이든 강건하고 빈틈없어 보이는 얼굴을 하고 있다. 그들은 현대인들과 달리 언제나 손에 칼을 쥐고 있으며 언제 죽을지 모르는 긴장감 속에서 생활하고 있었기 때문에 그와 같은 야무진 인상을 갖게 됐는지도 모른다. 게다가 초상화에 남겨질 정도로 유명한 장군이라면 용맹스러운 얼굴을 하고 있는 것은 당연한 일이다. 그러나 그들 역시 씹는 맛을 느낄 수 있는 딱딱한 음식을 즐겨 먹음으로써 턱의 근육을 발달시키고 얼굴 전체의 근육을 야무지게 만들었다는 점 또한 부인할 수 없을 것이다.

잘 씹지 않게 되면서
비대칭 얼굴이 늘고 있다

동물의 몸은 기본적으로 좌우 대칭으로 이루어져 있다. 이는 인간도 마찬가지다. 하지만 자세히 들여다보면, 정확한 좌우 대칭이라고 할 수 없는 경우가 많다. 사람의 얼굴도 정확하게 좌우 대칭은 아니다. 하지만 좌우 대칭에 가까운 얼굴을 하고 있는 사람이 아름답게 보인다.

그런데 최근에는 비뚤어진 비대칭 얼굴이 눈에 띄게 늘어나고 있다. 좌우 눈의 크기나 위치가 다르거나 코가 한쪽으로 비뚤어져 있는 경우도 있으며, 한쪽 입가가 축 처져 있어 좌우 광대뼈 높이가 다른 경우 등 확연한 비대칭 얼굴이 증가하고 있다. 여성들 중에는 이런 점 때문에 고민하는 사람이 많다는데, 비대칭 얼굴을 교정하는 기구가 많이 판매되고 있다는 것만 보아도 이에 대해 고민하는 사람이 많다는 사실을 알 수 있다.

비대칭 얼굴이 된 원인은 대개의 경우 들쑥날쑥한 치아와 관련이 있다. 치아 배열이 나쁘면 상하 치아가 서로 맞지 않게 되고 잘 씹지도 못한다. 그렇게 되면 결국 씹는 근육이 정상적으로 발달하지 못하고, 그런 상태가 오래되면 얼굴이 비뚤어지는 결과를 낳는다. 그리고 얼굴 근육도 느슨해져 표정에 생기가 없어진다.

비대칭 얼굴은 치아의 사용 방법에도 원인이 있다. 왼쪽 치아만 주로 사용하는 사람의 경우에는 왼쪽 근육이 오른쪽 근육에 비해 더 발달하기 마련이다. 따라서 좌우 근육의 균형이 깨져 비대칭 얼굴이 된다. 그러므로 어렸을 때부터 좌우 치아를 골고루 사용하면서 먹는 습관을 들이는 것이 중요하다. 하지만 어린아이는 그렇게 신경을 쓰면서 음식을 먹지는 못하므로 부모가 아이의 먹는 방법, 씹는 방법을 주의 깊게 관찰해 올바르게 씹도록 해주어야 한다.

실제로 씹는 방법이 나쁘면 치아 배열이나 얼굴 근육과 같은 미용상의 문제뿐만 아니라 더욱 중요한 건강 문제도 발생한다. 씹는 근육은 목이나 어깨 근육과 밀접하게 연결되어 있기 때문에, 씹는 방법이 나쁘면 이들 근육도 균형을 잃게 되어 근육이 경직되거나 신경이나 혈관이 압박을 받게 된다. 그 결과 목이나 어깨 근육이 뭉치거나 눈동자의 피로, 편두통 등이 오고 나아가 몸 전체의 건강에 장애를 일으킬 수 있다. 그러므로 씹기를 결코 가볍게 보아서는 안 된다.

타액이 부족하면
충치가 많아진다

초등학교와 중·고등학교 시절에는 학교에서 정기적으로 치아 검진을 하지만**, 대학에만 진학에도 이런 검진은 없다. 회사에 다니는 직장인의 경우에도 마찬가지다. 게다가 대학생이나 직장인의 경우 정기적으로 치아 검진을 받기 위해 일부러 학교나 회사를 쉬는 사람은 별로 없으며, 이가 아파야 비로소 치과를 찾게 되는 경우가 많다.

충치는 충치균(뮤턴스**라고 부름), 치주병은 치주병균이 그 원인이다.

** 우리나라의 경우 초등학교는 4학년을 제외한 전 학년(4학년은 치과주치의 사업 대상이기 때문에 제외), 중·고등학교는 1학년 때에 구강검진을 받도록 되어 있다. 초등학생은 충치·충치 발생·위험 치아·결손 치아·구내염·치주 질환·부정교합·치아 위생상태와 그 밖의 치아 상태를 검진받을 수 있고, 중·고등 1학년생은 턱관절 이상·치주 질환·사랑니에 대한 검진을 받을 수 있다.
** 뮤턴스 : 스트렙토코커스 뮤턴스. 당분을 분해하여 산을 만드는 세균으로, 이때 생성된 산이 치아의 에나멜질을 용해시켜 충치를 유발한다.

음식물 찌꺼기가 치아에 끼어 있는 시간이 많으면 많을수록 찌꺼기가 치아 표면이나 치아 사이에 부착하기 쉽고 이들 균의 온상이 되어 충치나 치주병에 잘 걸리게 된다. 그러므로 식사를 하면 곧바로 칫솔질을 하는 습관이 중요한데, 사실 학교나 회사에서는 그렇게 하기가 쉽지 않다.

더구나 지금과 같이 부드러운 음식물이 주류를 이뤄 딱딱한 음식을 거의 먹지 않게 되면 타액의 분비가 적어져, 결과적으로 치아에 음식물 찌꺼기가 머무는 시간이 길어지고 그만큼 균들이 활동하는 시간도 늘어나 충치나 치주병에 잘 걸리게 된다.

반면 꼭꼭 씹어 먹으면 타액의 분비가 늘어나 충분한 양의 타액이 치아 사이를 흐르기 때문에 충치나 치주염을 예방할 수 있다. 동시에 잇몸에 마사지를 해주는 효과까지 있어 구강질환도 예방해준다. 이처럼 구강이나 치아의 건강은 식사법, 특히 씹기와 깊은 관련이 있다.

타액이 잘 분비되는 어린이는 건강하다는 말이 있다. 타액 속에는 여러 가지 성분이 포함되어 있는데, 예를 들어 칼슘이나 인처럼 치아를 구성하는 물질도 포함되어 있기 때문에 건강한 치아가 만들어지고 활기차고 튼튼한 아이가 되는 것이다. 이렇듯 타액이 잘 분비되는 건강한 아이로 성장하기 위해서는 유아기 때부터 음식물을 꼭꼭 씹어 먹는 버릇을 들이도록 해야 한다.

또한 타액이 많이 분비되면 세균이 당류를 분해해서 만드는 산(젖산)을 희석해 치아의 표면이 산에 의해 부식되는 것도 방지한다. 그리고 설사 치아 표면이 부식된다고 해도 원래의 상태로 되돌아오도록 도와준다. 이렇듯 입속에서는 타액에 의한 중요한 작용이 계속해서 이뤄지고 있다. 이런 놀라운 작용을 하는 타액이 잘 분비될 수 있게 하는 것이 바로 잘 씹는 것이다.

잘 씹지 않으면
쉽게 암에 걸린다

 암은 모든 사람들이 가장 두려워하는 질병 중

하나다. 요즘에는 암이 더 이상 죽음에 이르게 하는 불치병이 아니라

고들 말한다. 하지만 과거 일본인의 사망원인 통계에 따르면, 암이

30.3%로 1위를 차지해 3명 중 1명이 암에 걸려 사망했다고 보고됐다.

지금도 이와 같은 사정은 조금도 달라지지지 않고 있다.**

　잘 씹지 않는 사람은 암에 걸리기 쉽다. 이는 필자의 학설이지만, 충

분한 과학적 근거를 토대로 한 주장이다. 필자의 연구실에서는 타액이

음식물에 포함되어 있는 발암물질의 작용을 없애는 기능을 한다는 사

** 우리나라의 경우 2022년 사망자의 22.4%가 암으로 사망, 인구 10만 명당 162.7명으로 전년 대비 1.0% 증가했다. 전체 사망자 4명 중 1명꼴이고 폐암, 간암, 대장암, 췌장암, 위암 순이다. (출처 : 통계청 '2022년 사망원인 통계 결과')

실을 규명했다. 그러므로 잘 씹지 않는 사람은 타액이 제기능을 충분히 발휘하지 못해 발암물질의 독성을 그대로 받아들이게 되므로 암에 걸리기 쉽다. 이 메커니즘과 타액의 기능이 이 책에서 이야기하고자 하는 핵심이다.

현재 계속적인 증가 추세로 주목을 받고 있는 것은 대장암인데, 여기에서는 대장암과 식이섬유와의 관계에 대해 생각해보고자 한다.

식이섬유는 주로 식물성 음식물에 함유되어 있는 섬유질을 가리키는데 사람의 소화효소로는 분해되지 않기 때문에 그대로 배설된다. 그리고 영양가가 거의 없기 때문에 종래의 영양학에서는 쓸모없는 물질로 취급받아왔다. 하지만 식이섬유라고 해도 그 종류가 다양하며, 셀룰로오스·헤미셀룰로오스·펙틴·알긴산·만난 등이 그 대표적인 예라고 할 수 있다.

이런 식이섬유의 유익성에 처음 눈을 돌린 사람은 영국인 의사 버키트 박사였다. 그는 아프리카 반츠족의 병을 연구하면서 이 종족이 비만, 당뇨병, 심장병, 대장질환 등과 같은 서양인들에게서 흔히 볼 수 있는 병에 거의 걸리지 않는다는 점을 발견했다. 그리고 그 원인이 반츠족 사람들의 식습관과 관련이 있다고 보고 이에 대한 연구를 실시했다. 그 결과 '식이섬유에는 이들 병을 예방하는 기능이 있다'는 점을 밝혀내고 학계에 발표했다.

이 연구 발표가 계기가 되어 세계의 학자들은 일제히 식이섬유 연구를 시작했다. 그리고 세계 각지의 연구 결과를 통해 식이섬유가 인체 내에서 중요한 역할을 담당하고 있다는 사실이 밝혀졌다.

먼저, 혈액 중 콜레스테롤 수치를 저하시켜 동맥경화나 고혈압을 예방한다. 그리고 장운동을 활성화시켜 변비를 예방하는 한편, 간에 지방이 형성하는 것을 억제함으로써 비만을 예방해준다. 그리고 혈당치를 내려주므로 당뇨병에도 도움이 된다.

그러다 미국의 루빈 박사와 프레드릭 박사가 식이섬유가 대장암 예방에 효과가 있다고 주장하는 책을 출판하면서, 현대인이 가장 두려워하는 병인 암을 예방한다는 점이 부각되어 주목을 끌었다.

대장암을 예방하는 메커니즘은 식이섬유가 음식물 속의 발암물질을 흡착해 재빨리 체외로 배출시킴으로써 장속에서의 악영향을 막아주는 형식으로 이뤄진다. 또한 장내 세균을 증식시켜 발암물질이나 암 촉진인자의 작용을 억제한다는 설도 있다.

건강보조식품 제조업체들은 이러한 놀라운 식이섬유의 효과에 주목하고 이를 과자나 음료수로 만들어 판매하기 시작했다. 그러나 자연 식이섬유가 아닌, 화학적으로 합성된 식이섬유와 섬유상 물질을 먹으면 또 다른 문제가 발생한다는 점도 지적되고 있다. 예를 들어 화학적으로 합성된 식이섬유는 식품 속의 비타민A · 비타민D · 비타민E나 칼슘 등 몸에 필요한 영양소까지 흡착해 몸밖으로 배설하는 단점이 보고되었다. 따라서 식이섬유도 될 수 있으면 자연식품 속에 포함되어 있는 것을 섭취하는 것이 좋다.

식이섬유가 풍부한 자연식품에는 채소류, 고구마, 우엉, 버섯, 과일 등이 있다. 특히 두릅나물·고비나물 같은 산나물, 다시마·미역·녹미채 등의 해조류, 팥·누에콩·까치콩 등의 콩류에는 식이섬유가 많이 함유되어 있다. 이들 식품은 모두 오래전부터 먹어온 전통식품이거나 고향에 계신 어머니의 손맛을 연상시키는 음식들이다.

최근 채소를 싫어하는 아이들이 점차 늘고 있다는 사실은 앞으로 대장암이 급증할 것이라는 우려를 낳게 한다. 이를 예방하기 위해서는 아이들에게 어렸을 때부터 채소를 많이 섭취하는 습관을 길러주는 것이 중요하다.

채소는 잘 씹지 않으면 삼키기 어려우므로 잘 씹는 습관을 들이게 하고 턱의 발육에도 도움을 준다. 아이들이 영구치로 갈게 될 즈음에 턱이 충분히 발달되어 있으면, 치아 배열도 가지런해지고 음식물을 꼭꼭 씹을 수 있는 튼튼한 치아를 가질 수 있다.

또한 잘 씹는 습관을 들이게 되면 '세 살 버릇 여든 간다'는 속담처럼 평생 채소를 좋아해 즐겨 먹게 됨으로써 암을 비롯한 온갖 생활습관병에 쉽게 걸리지 않는 튼튼한 체질을 갖게 될 것이다. 유아기부터 채소를 좋아하도록 해 씹는 습관을 들이는 것은 그 아이의 일생이 걸린 중대한 문제이므로 부모와 학교 선생님 등 아이들을 키우는 사람들은 이에 대해 심각하게 생각하고 대처해주길 바란다.

현재 자신이 식이섬유를 충분하게 섭취하고 있는지의 여부를 간단하게 알아볼 수 있는 방법이 있다. 자신의 대변이 물에 뜨는지의 여부를 살펴보면 된다. 물에 뜬다는 것은 대변이 그만큼 가볍다는 의미이며, 이는 식이섬유가 많기 때문이다. 수세식 변기가 있다면 누구라도 쉽게 시험해볼 수 있다. 오늘이라도 당장 시도해보자. 만일 물에 가라앉는다면 식이섬유가 충분하지 못하다는 의미이므로 대장암 예방을 위해서도 섬유질이 풍부하게 함유되어 있는 음식을 많이 섭취하도록 한다.

생활습관병의 원인은
잘 씹지 않는 습관

지금까지 성인병이라고 불리는 질환들은 모두 '성인'의 만성병이었다. 대체로 어느 나라든 3대 성인병은 암, 뇌졸중, 심장병이다. 이런 질환 외에도 당뇨병, 간경변증, 만성신장염 등도 성인병으로 간주하고 있다. 이들 병은 원인이 분명하게 규명되지 않은 것들이 많지만, 나이와 밀접한 관련이 있다고 본다. 따라서 노화를 치료할 수 없는 이상 이들 병은 어쩔 수 없는 질환이다.

그렇다고 해도 최근 들어 당뇨병 환자의 급증은 특히 두드러질 정도다.** 환자의 급증은 곧 의료비 증가로 이어져 가뜩이나 적자인 건강

** 우리나라 2022년 당뇨병 사망률은 인구 10만 명당 21.8명으로 사망원인 8위를 차지한다.(출처 : 통계청 '2022년 사망원인 통계 결과') 이는 OECD 회원국 평균 사망률의 2.5배 높은 수치다.

보험제도를 위협하고 있다.

이에 따라 후생노동성도 기존의 조기 발견, 조기 치료에다 1차 예방을 위해 힘쓰기 시작했는데, 이는 올바른 식습관을 들임으로써 몸의 면역력을 높여 성인병에 걸리지 않는 튼튼한 체질로 만드는 데 그 목적이 있다.

이들 성인병의 대부분은 젊었을 때부터 잘못 길들인 '생활습관'이 주요 원인이며, 최근에는 어른만이 아니라 어린이도 걸릴 수 있다는 사실이 밝혀졌다. 그래서 1996년 후생성은 성인병을 '생활습관병'이라고 명칭을 바꾸었다.

어떻게 어린이가 이런 성인병에 걸릴 수 있느냐고 의아해하는 사람도 있을 것이다. 하지만 지금에 와서는 어린이가 소아당뇨병, 위궤양, 협심증, 심근경색, 동맥경화 등과 같은 생활습관병에 걸리는 경우가 빈번하게 발생한다. 거기에다 콜레스테롤 수치나 중성지방 수치가 높은 고지혈증 아동이나 비만 아동도 증가하고 있다.

이는 모두 식생활의 변화와 운동 부족이 주된 원인이다. 또한 그 배경에는 잘 씹지 않는 버릇이 크게 관련되어 있다고 필자는 보고 있다.

어린아이가 이러한 생활습관병에 걸리게 된 책임의 대부분은 부모에게 있다. 어린아이가 선호하는 부드러운 음식, 예를 들어 인스턴트 식품이나 과자를 계속 사 먹이면 아이는 어느새 씹는 습관을 잃어버리기 때문이다.

최근에는 이들 생활습관병의 직접적인 원인이 4장에서 언급할 활성산소에 있다는 사실이 밝혀졌다. 이에 대한 자세한 이야기는 뒷장에서 언급하겠지만 타액 연구를 통해 타액이 식품에 포함되어 있는 유해물질의 독성을 억제한다는 사실이 규명되었다. 이 메커니즘은 유해물질에서 발생하는 활성산소를 타액이 제거하는 방식으로 이뤄진다.

그러나 부드러운 음식을 잘 씹지 않은 채 넘기면 타액의 분비가 잘 이뤄지지 않아 타액의 탁월한 기능이 제대로 발휘될 수 없다. 어린아이들의 최근 식생활을 미루어보면, 어른보다도 식품첨가물 등과 같은 인공 화학물질을 더 많이 섭취할 가능성이 있다. 이 때문에 아이의 몸에 활성산소가 많이 발생하고, 그 결과 생활습관병이 급증하게 되었다고 볼 수 있다.

잘 씹지 않으면
뚱뚱해진다

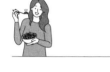 요즘 거리를 걷다 보면 심하게 뚱뚱한 사람들을 자주 보게 된다. 수십 년 전만 해도 이처럼 병적으로 비만인 사람들은 드물었다.

그렇다면 비만을 어떻게 정의하면 좋을까? 비만인지 아닌지의 여부는 신장과 체중의 비율, 즉 체지방률로 결정한다. 체지방률은 몸에 불필요한 체지방량과 몸을 지탱해주는 데 필요한 근육량의 비율을 말하며, 필요한 근육량에 비해 불필요한 체지방률이 너무 많은 상태를 비만이라고 정의한다. 최근에는 체지방률을 가정에서 쉽게 측정할 수 있는 체중계(체지방계)가 많이 보급되어 건강관리에 활용하는 사람들이 늘고 있다.

이 체지방률은 남성의 경우는 10~20%, 여성의 경우는 20~30%가

표준이다. 하지만 체격이 표준이고 마른 체형인데도 비만인 경우가 있다. 이는 체지방률이 표준을 넘는 경우로 이런 경우를 '마른 비만'이라 한다. 특히 과식을 하지 않아도 운동량 부족으로 1일 에너지 소비량이 적으면 근육량이 줄어들어 마른 비만이 되기 쉽다. 이러한 상태에 있는 사람은 생활습관병에 걸릴 가능성이 높다고 할 수 있다.

한편 많이 먹어도 별로 살이 찌지 않는 사람이 있는데, 이런 사람은 운동으로 에너지를 소비함으로써 근육이 단련되어 있어 근육량이 증가하기 때문이다.

현대인 중에는 기름기가 많은 음식을 선호하는 사람들이 많다. 기름기 많은 참치 뱃살, 버터를 많이 사용한 서양요리, 튀김, 돈가스 등은 칼로리가 높고 지방이 많이 포함되어 있는 음식들이다. 그러므로 이런 음식을 좋아해 즐겨 먹게 되면 당연히 비만이 될 가능성이 높아진다.

비만을 예방하는 데 효과적인 방법 중 하나가 잘 씹는 것이다. 포만감은 혈당치(혈액 중의 포도당의 양)에 의해 결정된다. 잘 씹어 먹게 되면 자연히 식사 시간이 길어져, 위를 비롯한 소화기관에서 흡수되는 포도당의 양이 증가하고 혈당치가 높아진다. 그렇게 되면 포만중추(160쪽 참조)가 자극을 받아 많이 먹지 않은 단계에서도 포만감을 얻을 수 있게 되므로 과식을 피할 수 있다.

이와 반대로 잘 씹지 않고 급하게 먹으면 혈당치가 상승하기도 전에 이미 과식을 하게 되므로 비만이 되기 쉽다. 이것이 바로 비만 예방의 메커니즘이다.

서양에서도 비만은 건강의 적으로 인식되어 왔다. 특히 미국에서는 남녀노소를 막론하고 햄버거, 피자, 프라이드치킨 등으로 대표되는 패스트푸드를 즐긴다. 미국인들은 이 음식들을 입 안에 가득 넣고 거의 씹지도 않은 채 콜라를 들이켜 삼키는 나쁜 식습관을 오랫동안 지속해왔다.

햄버거는 어디에서나 맛과 크기, 형태, 가격, 서비스 등이 규격화되어 있어 합리성을 중시하는 미국인에게는 아주 잘 맞는 음식이다. 또한 패스트푸드점에서는 아이들에게 장난감과 같은 다양한 부가 서비스를 제공하기 때문에 아이들의 성화에 못 이겨 가족 동반으로 햄버거 체인점을 방문하는 경우가 많다.

이런 이유로 미국인들은 어렸을 때부터 패스트푸드를 즐겨 먹는다. 그 결과 미국인의 비만은 건강을 해치는 아주 심각한 문제로 대두되고 있다. 일부에서는 비만의 책임이 패스트푸드에 있다고 보고 패스트푸드 회사를 상대로 소송을 낸 사례도 있었다.

과거에 필자는 미국 필라델피아와 댈러스 등에서 수년 동안 연구 생활을 한 경험이 있다. 그때 미국 각지를 여행했는데 미국인들 중에 특별히 비만인 사람이 많다는 인상은 받지 않았다.

그런데 수십 년이 지난 후 미국을 방문할 때마다 놀라는 것은 거리나 공항 등 어디에서나 200kg에 가까울 정도의 체중으로 걷기조차 힘들어 보이는 병적 비만 상태의 사람들을 많이 볼 수 있게 되었다는 점이다.

미국의 공항 판매점 등에서도 팔고 있는 콜라에는 L(라지), M(미디엄), S(스몰) 등 세 가지 크기가 있다. 목이 말라 콜라를 사 먹은 적이 있는데, 제일 작은 사이즈를 주문했지만 그것도 양이 너무 많아 다 먹지 못했다. 그런데 L사이즈의 경우는 950ml로 약 310kcal가 된다. 하지만 이 L사이즈가 다른 사이즈와 가격 대비 저렴하기 때문에 합리적인(?) 미국인은 L사이즈를 많이 사 먹는 듯했다.

이를 보면 미국인들 중 비만인 사람이 많은 것은 어쩌면 당연한 일이라고 할 수 있을 것이다. 콜라는 하나의 사례에 불과하지만 미국인의 이러한 경향이 바로 비만의 직접적인 원인이 되고 있는 것은 아닐까 생각한다.

비만은 심장병, 당뇨병, 관절염, 고혈압, 뇌졸중, 위암, 결장암, 유방암 등 거의 모든 생활습관병의 주범이 되고 있다. 이 때문에 미국의 회사 중에는 비만인 사람은 자기 자신을 통제할 수 없는 사람으로 간주해 관리직으로 승진할 때 불이익을 주는 경우도 있다고 한다.

미국 인구는 3억 명이 넘는데, 그중 1억 명 이상은 비만이라고 한다. 요즘에는 미국인들도 비만의 심각성을 깨닫고 식생활을 전면적으로 재검토하고 있으며, 특히 식사에 시간을 들여 잘 씹어 먹는 일의 중요성을 깨닫게 되었다고 한다.

이 이야기는 2003년에 출판된 그레그 크리처의 『패트 랜드(Fat Land)』라는 책에 자세히 나와 있는데, 이 책의 부제는 '어째서 미국인들은 세계 제일의 비만이 되었는가'이다. '패트 랜드'를 번역하면 '비만대국'이라고 할 수 있다.

그런데 문제는 일본에도 수십 년 사이 패스트푸드점이 급격하게 증가해 일본인들이 미국인의 이런 나쁜 식습관을 그대로 따라하고 있다는 점이다. 1971년 맥도날드가 일본에 상륙하면서 햄버거는 곧바로 젊은이들 사이에 크게 유행하게 되어 식습관에 큰 변화를 가져왔다.

현재 일본의 맥도날드 햄버거 체인점은 3,000개에 달한다. 풍요로움을 동경해 무엇이든 미국을 따라해왔던 것이 지금까지의 일본이었다. 하지만 이런 식습관이 계속된다면, 언젠가는 일본도 점점 비만한 사람이 많아질 수가 있음을 알아야 한다.

고칼로리 음식이
면역시스템을 위협한다

현대인의 생활환경에는 유해한 바이러스나 박테리아, 독성물질 등이 무수하게 널려 있다. 그런데도 쉽게 병에 걸리지 않는 이유는 바로 체내에 면역력이 갖춰져 있기 때문이다. 오랜 진화의 과정을 통해 인간의 몸은 놀라울 정도로 탁월한 면역시스템을 갖추게 되었다.

그런데 최근, 쥐 실험을 통해 쥐에게 고칼로리 음식을 계속 먹이자 쥐의 면역기능이 저하되었다는 연구 결과가 보고되었다. 반대로 쥐에게 칼로리를 제한한 음식을 제공하자 암과 신장질환이 감소했다는 보고도 있었다. 이러한 동물실험은 우리에게 사람 역시 고칼로리의 스테이크나 햄버거 등과 같은 육식 위주의 서양식보다는 저칼로리의 곡류, 콩류, 채소류 위주의 전통식이 높은 면역기능을 유지시켜주고 암이나 생활습관병을 예방할 가능성이 높다는 사실을 시사해주고 있다. 특히 오랜 세월에 걸쳐 전해져온 전통식이나 어머니가 즐겨 해주시던 음식들이 면역력을 높여 건강을 유지시켜준다는 점을 보여주고 있다.

최근 들어 우리 몸속에 갖추어진 면역시스템이 균형을 잃어 자신의 면역세포가 자기 자신을 공격하는 자가면역질환이라는 병을 앓는 사람이 증가하고 있다고 한다. 이 질환은 면역에 관계하는 다양한 병에 쉽게 걸리게 하는, 사망률이 높은 무서운 질병이다. 그런데 실험을 통해 자가면역질환을 일으키는 쥐에게 먹이의 총 칼로리를 줄여 공급하자 질환의 발병이 억제되었다는 보고가 있다.

이런 쥐 실험을 사람에 그대로 적용하는 것은 무리일 것이다. 하지만 사람도 동물이라는 점을 감안한다면, 현대의 젊은이나 어린이처럼 햄버거와 같은 고칼로리 음식을 잘 씹지도 않고 먹는 습관이 오래 지속되면 면역력이 저하되고 자가면역질환과 같은 병이 증가하리라고 예상할 수 있다.

불과 6, 70년 전만 해도 사람들은 매우 빈곤해 제대로 먹지 못했다. 당시 음식물의 대부분은 예부터 내려오는 전통식들로 모두 딱딱해서 잘 씹어야만 하는 음식들뿐이었고 모두 저칼로리의 음식들이었다. 역설적으로 들릴지도 모르지만, 그랬기 때문에 면역력이 높아 더 건강했던 것 같다.

그런데 가공식품 시대를 맞아 부드러운 음식이 늘어나면서 갑자기 잘 씹지 않는 식생활로 바뀌었다. 이러한 식생활의 변화로 치아의 건강뿐만 아니라 온몸의 건강에 해를 끼칠 가능성도 커졌다. 나아가 오랜 진화의 과정을 통해 갖추어 온 면역시스템마저 파괴되는 것이 아닐까 걱정스럽다.

입 안이 마르는
구강건조증의 등장

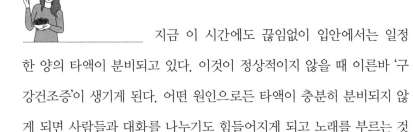 지금 이 시간에도 끊임없이 입안에서는 일정한 양의 타액이 분비되고 있다. 이것이 정상적이지 않을 때 이른바 '구강건조증'이 생기게 된다. 어떤 원인으로든 타액이 충분히 분비되지 않게 되면 사람들과 대화를 나누기도 힘들어지게 되고 노래를 부르는 것조차 어려운 일이 된다. 또한 신체에도 여러 가지 부작용이 생겨난다.

우선 타액의 살균작용이나 정화작용을 기대할 수가 없다. 그 결과 걸핏하면 감기에 걸리고 그 밖의 병에도 쉽게 걸린다.

이런 환자들을 위해 인공 타액을 사용하는 등의 치료가 행해지고 있는데, 이 경우 구강의 청결이 중요하다. 이런 점을 보아도 타액이 얼마나 소중한지 새삼 알 수 있을 것이다.

구강건조증의 원인은 아직 분명하게 밝혀지지 않았다. 처음에는 약의 부작용이나 당뇨병, 담배나 알코올 등이 원인이다, 난방이나 냉방이 지나치기 때문이다, 스트레스가 원인이다 등 말들이 많았다. 그러나 그런 이유 때문은 아닌 듯하다.

필자는 이 구강건조증 역시 잘 씹지 않는 습관이 간접적인 원인이라고 생각한다. 즉 잘 씹지 않기 때문에 타액의 분비가 점차 줄어들고, 이런 상태가 일정 기간 지속되면 구강건조증에 걸린다고 생각한다. 특히 어렸을 때부터 잘 씹지 않는 버릇을 들이게 되면 이 병에 걸릴 가능성이 커진다.

이대로 가면 현대병에 걸린 사람들은 점점 더 늘어나게 될 것이다. 잘 씹으면 타액의 분비량은 증가한다. 어른이나 아이나 음식물을 잘 씹어 먹어 구강건조증에 걸리지 않도록 각별히 조심해야 한다.

Chapter 04

만병의 근원이 되는 활성산소

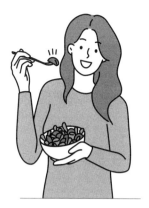

지구에 존재하는 모든 생명체에게는 산소가 필요하다. 그런데 이 산소를 활용하는 과정에서 한 가지 문제점이 발생한다. 그것은 바로 몸에 나쁜 영향을 미치는 활성산소도 동시에 생겨난다는 점이다. 건강한 생활습관을 지닌 사람에게는 그다지 문제가 되지 않지만, 그렇지 않을 때 이 활성산소의 생산량이 늘어나게 되고, 그만큼 몸에는 더 많은 폐해를 끼치게 된다. 그 부정적인 영향력이 미치는 범위가 매우 광범위해서 '만병의 근원'이라고 불리기도 한다. 하지만 타액은 이러한 나쁜 물질인 활성산소도 줄여줄 수 있다.

생물은 산소 때문에 살고
산소 때문에 죽는다

지구가 탄생한 시기는 지금으로부터 46억 년 전이라고 한다. 탄생 직후의 지구는 수천℃의 불덩어리로 어떤 생명체도 존재할 수가 없었다. 지금도 지구 내부에는 펄펄 끓는 마그마가 가득 차 있으며 때때로 지구 표면으로 분출하기도 한다.

현재 이 지구상에는 생명체가 충만해 있다. 수많은 동물·식물·조류·어류·곤충류·미생물이 존재하고, 그 가운데 약 60억이나 되는 인류가 살고 있다.

그렇다면 지구의 탄생에서 지금까지 오랜 시간이 지나면서 생명은 어떻게 진화해온 것일까? 지구가 탄생하고 거의 10억 년이 지났을 무렵, 표면이 식어 육지와 바다가 생겼고 마침내 원시 생명체가 탄생했다고 추정된다.

생명이라는 것은 자신과 동일한 생명체를 만드는 존재라고 정의할 수 있다. 같은 생명체를 만드는 능력을 자기복제 능력이라고 하는데, 자동차나 로봇은 스스로 자신과 동일한 것을 만들 수 없으므로 생명체라고 할 수 없다(살아 있다고 할 수 없다). 생명은 자기복제 능력을 가진 특별한 존재인 것이다.

자기복제의 기원은 유전자 DNA에 있다. DNA는 분자 수준의 자기복제 능력을 가지고 있다. 그래서 최초의 생명은 DNA의 단편과 같은 것이었다고 추정해 볼 수 있다. 먼저 자기복제 능력을 가진 박테리아와 같은 원핵세포라 불리는 원시 생명이 탄생했다. 그리고 대기 중 산소를 효율적으로 활용하기 위한 미토콘드리아라고 불리는 기관을 가진, 보다 진화된 진핵세포가 탄생했다. 진핵세포는 산소를 잘 이용함으로써 높은 에너지를 생산할 수 있는 세포이다.

이렇게 지구상의 생물은 진화해갔고 폭발적으로 번식하기 시작했다. 그러므로 산소는 생물에게 필수적인 요소라 할 수 있으며, 현재도 산소를 이용함으로써 생명을 유지하고 있다. 이런 시스템은 대장균과 같은 미생물에서 곤충류·어류·조류·식물·동물 그리고 인간까지 동일하다.

인간의 경우는 호흡을 통해 들이마신 산소가 폐에서 혈액에 흡수되어 몸 구석구석에 전달됨으로써 살아가기 위한 모든 기능을 유지할 수 있다. 또한 음식물의 영양성분이 산소에 의해 연소되면서 에너지로 변화하여 생명이 유지되고 있다. 그러나 이런 호흡을 통해 세포로 운반된 산소의 일부는 쉽게 활성산소로 바뀐다. 활성산소란 과격한 산소라는 의미로 유전자 DNA를 포함한 세포 내의 다양한 주요 성분에 손상을 입힌다. 그 결과로 박테리아 같은 미생물에게는 돌연변이를 일으키고, 인간에게는 동맥경화·심장병·당뇨병·백내장 등의 생활습관병을 일으키며 노화의 원인이 될 뿐 아니라 암을 유발한다.

약 40여 년 전만 해도 일반인들에게 산소가 독이 될 수 있다는 인식이 전혀 없었다. 강연에서 산소가 활성산소로 변화해 건강을 해칠 수 있다는 이야기를 하면 "산소가 독이 된다니 참 이상한 사람이네"라는 반응들을 보이곤 했다.

활성산소라는 말에서 받는 인상은 활성이 강한 산소로 인식되어, 일반인들이 이를 좋은 의미로 받아들이는 것도 무리는 아니라고 본다. 지금은 TV 건강 프로그램 등에서 활성산소라는 용어가 자주 사용되어 일반인들도 이것이 나쁘다는 사실을 알게 되었지만 말이다. 분명 활성산소는 체내의 바이러스와 박테리아를 살균시키는 좋은 기능도 하지만 종합적으로 보면 유감스럽게도 나쁜 산소라고 말할 수밖에 없다. 앞에서 활성산소가 생활습관병과 암 외에도 노화의 원인이 된다고 했다. 인간을 포함한 생물체가 나이를 먹음에 따라 노화되는 것은 산소가 미묘하게 변화해 발생시키는 활성산소에 의해 세포가 산화되어 곰팡이가 생기는 상태가 되기 때문이다.

노화는 죽음의 전 단계이며, 노화가 더 진행되면 마침내 죽음을 맞이하게 된다. 즉 산소는 생물의 '생과 사'를 지배하고 있는 것이다. 아주 오래전부터 늙지 않고 오래 사는 것은 인간의 꿈이었다. 그러나 산소를 이용해 살고 있는 한 그 꿈은 절대로 이뤄질 수가 없다. 그러므로 인간을 포함해 모든 생물체는 산소 덕분에 살아가고 산소 때문에 죽게 되는 것이다.

활성산소는
어떻게 발생하는가

인간은 호흡을 통해 공기를 들이마시며 살아

간다. 그러므로 만일 호흡을 하지 못한다면 살아갈 수가 없다. 이는

대기 중에 약 20%의 산소가 포함되어 있어서 이 산소를 생명활동에

이용하고 있기 때문이다.

그런데 이 중에서 약 2%가 유해한 활성산소로 바뀐다. 이 상황은

세금을 내는 상황과 아주 유사하다고 볼 수 있어서 필자는 활성산소

를 산소세라고 이름 붙였다. 산소를 무료로 이용하는 대신에 2%를 세

금으로 내고 있다고 생각했기 때문이다.

그렇다면 활성산소는 어떻게 발생하는 것일까? 다음 〈그림 4-1〉에

서는 세포 내에서 활성산소가 발생하는 시스템을 보여주고 있다. 이 그

림은 산소(O_2)가 다른 원자에서 전자(e-)를 빼앗는 성질이 있으며, 활

그림 4-1 ■■ 활성산소의 발생과 제거

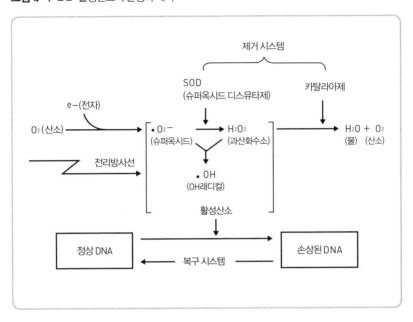

성산소의 일종인 슈퍼옥시드($.O_2-$)를 생성한다는 사실을 나타내고 있다.

세포 내에 슈퍼옥시드가 발생하면 세포는 이 유해한 물질을 제거하려고 한다. 이 때문에 슈퍼옥시드를 제거하는 슈퍼옥시드 디스뮤타제(이하 SOD라고 함)라는 효소를 생산한다. 이 생산을 조절하는 것이 sod유전자이다.

sod유전자의 명령에 의해 생산된 SOD는 슈퍼옥시드를 과산화수소(H_2O_2)로 변화시킨다. 그런데 이 과산화수소도 활성산소의 일종으로 유해하기 때문에 세포는 이 물질 역시 제거하려고 한다. 이 때문에 과산화수소를 제거하는 효소인 카탈라아제가 생산된다. 카탈라아제는 과산화수소를 무해한 물과 산소로 바꿔 세포를 보호하는 효소인데, 이를 조절하는 것이 kat유전자이다. 1분자의 카탈라아제는 1초 동안 6만 분자의 과산화수소를 물로 바꾸므로 아주 효율적이라고 할 수 있다. SOD와 카탈라아제 두 효소는 서로 협력해 활성산소의 제거 시스템을 관장한다.

지구의 생명체는 오랜 진화의 과정을 거쳐 이와 같은 활성산소에 대한 방어시스템을 구축해왔다. 박테리아에서 인간에 이르기까지 모든 생명체는 유해한 활성산소를 효소로 제거하는 시스템을 획득해온 것이다. 이를 반대로 말하면, 이 지구상에 생존하기 위해 유해한 것을 제거하는 시스템을 구축해온 생명체만이 살아남았다고 할 수도 있다.

SOD와 카탈라아제의 협력이 완벽하게 이뤄지면 세포는 활성산소의 영향을 받지 않게 된다. 그리고 인간의 경우, 카탈라아제와 마찬가지로 과산화수소를 제거하는 페록시다아제라는 효소를 만들 수 있다. 그러나 이 두 효소의 협력은 반드시 그리고 언제나 완전하지는 않다.

예를 들어, 철이나 동 같은 금속이 있으면 슈퍼옥시드에서나 과산화수소에서나 OH래디컬(화학적으로는 ·OH로 표기)이 생성된다. 그런데 세포는 OH래디컬에 대한 방어시스템을 전혀 가지고 있지 않다. 따라서 OH래디컬이 생성되면 세포는 그만 두 손을 들고 포기해버린다. 앞서 언급했듯이 세포는 DNA 복구에 의해 손상된 DNA가 정상 DNA로 되돌아가는 시스템을 갖추고 있다. 제거 시스템과 복구 시스템에 의해 세포는 이중삼중으로 보호받고 있는 것이다. 그러나 이들 시스템의 능력을 뛰어넘는 손상이 발생했을 경우—주로 OH래디컬에 의해서지만—세포는 돌연변이를 일으키거나 암세포로 바뀌게 된다.

또한 세포에 감마선과 같은 전리방사선을 조사(照射)하면 방사선 에너지에 의해 세포 속의 모든 분자가 손상을 입게 된다. 특히 DNA 분자의 각 부위를 절단해 손상을 입히면 돌연변이나 암의 원인이 된다. 이를 방사선의 직접작용이라고 한다. 또한 방사선은 세포 속의 물 분자를 전리해 OH래디컬을 생성한다. 그러면 이 OH래디컬이 간접적으로 DNA를 손상시키게 되는데, 이것이 방사선의 간접작용이다.

그림 4-2 ■■ 활성산소에 의한 DNA 손상

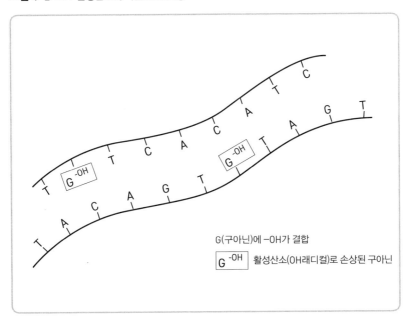

사실 화학물질의 경우도 직접 DNA 분자 등에 화학반응해 손상시키는 경우와 간접적으로 활성산소를 발생시켜 생성된 OH래디컬이 DNA를 손상시키는 경우가 있다. 그 메커니즘은 방사선의 경우와 아주 비슷하므로 필자는 이를 화학물질에 의한 직접작용과 간접작용이라 부르고 있다. OH래디컬은 정상 DNA의 구아닌 염기 등을 OH화시켜 8-OH-구아닌 등을 생성하고 DNA를 손상시킨다(〈그림 4-2〉참조).

위에서 살펴본 슈퍼옥시드, 과산화수소, OH래디컬의 3종류를 협의의 활성산소라 부른다. 모두 다 유해하지만 그중에서도 세포가 제거할 수 없는 OH래디컬이 가장 무서운 존재라 할 수 있다. 이런 활성산소들이 세포 내에서 발생했을 때 이를 다 없애지 못할 경우 세포의 중요한 성분인 핵산(DNA, RNA 등)·단백질·지질 등과 반응해 다양한 장애를 일으킨다.

세포 안에서는 언제나
치열한 전투가 진행된다

 활성산소는 세포 안팎에서 모두 발생하지만,
세포 밖에서 발생하는 것보다 세포 내에서 발생하는 활성산소가 더
심각한 문제를 일으킨다. 세포 내에서는 활성산소에 의해 유전자
DNA를 비롯해 세포의 중요 분자가 손상을 입기 때문이다.

세포 내에서 슈퍼옥시드, 과산화수소, OH래디컬 등 3가지 활성산
소가 생성되면 유전자 DNA 등에 손상을 입혀 돌연변이의 원인이 되
거나 암세포를 만들어낸다. 특히 흉악한 활성산소는 세포가 제거 시스
템을 전혀 가지고 있지 않은 OH래디컬이다. 따라서 세포 내에서는
SOD와 카탈라아제가 협력해 슈퍼옥시드와 과산화수소를 제거해 물
로 만들고 세포를 OH래디컬로부터 보호하려고 한다.

이 상황은 마치 적군인 활성산소와 아군인 제거효소 사이에 벌어지

는 전쟁에 비유할 수 있다. 세포 내에서는 이런 격렬한 전투가 밤낮없이 벌어지고 있는 것이다. 적군이 우세하고 아군이 열세인 상황이 계속된다면 그 사람은 생활습관병이나 암 등의 병에 쉽게 걸리게 된다. 지금과 같이 식품첨가물이나 잔류농약 등 주변에 활성산소를 발생시키는 인공 화학물질이 무수히 존재하는 상황에서는 아군이 열세라고 할 수 있을 것이다.

아군이 열세에 몰리면 SOD와 카탈라아제와 같은 제거효소가 슈퍼옥시드나 과산화수소를 전부 제거할 수 없게 되고, 슈퍼옥시드나 과산화수소가 OH래디컬로 쉽게 바뀌게 된다. 다시 한번 강조하지만, OH래디컬이 생기면 세포는 손 쓸 방도가 없으며 세포 내의 여러 가지 중요한 분자나 기관이 손상을 입게 된다. 그중에서도 가장 중대한 손상은 유전자 DNA가 입게 되는 손상이다. 특히 자주 연구되는 손상은 DNA의 구아닌이라는 염기가 OH래디컬에 의해 손상을 입어 생기는 8-OH-구아닌이다.

발암 유발과 촉진에
모두 작용하는 활성산소

타액의 연구를 시작하게 된 계기는 앞에서 밝혔듯이 일본에서만 사용되었던 식품첨가물 AF-2 때문이었다. 이 물질은 처음에는 사람의 세포 염색체에 이상을 일으킨다는 점에서 주목을 받았고, 박테리아와 같은 미생물에 돌연변이를 일으킨다는 사실이 밝혀진 후 실시된 동물실험에서 발암성이 판명되어 결국 사용이 금지되었다. 또 AF-2의 변이원성과 발암성에는 활성산소가 관계하고 있다고 볼 수 있다.

그리고 타액은 AF-2의 변이원성을 제거한다는 사실도 실험을 통해 밝혀졌는데, 이는 AF-2가 발생시키는 활성산소를 타액의 활성산소 제거효소가 제거하는 메커니즘 때문이라고 생각할 수 있다. 즉 타액의 독성 제거는 변이원과 발암물질이 발생시키는 활성산소를 타액에 포함되어 있는 효소로 제거하는 메커니즘에 의해 이루어지는 것이다. 이 책의 핵심인 잘 씹는 것의 중요성이 바로 여기에 있다.

암은 다단계의 과정을 통해 발생한다는 사실이 알려져 있는데, 특히 주목받는 것이 1단계의 발암 유발(initiation)과 2단계의 발암 촉진(promotion)이다. 암의 계기는 DNA의 손상이므로 이 DNA를 손상시키는 것을 발암 유발 인자(initiator)라 부른다. 이는 소위 발암물질로서 암세포를 만든다. 그러나 암세포가 생긴다고 해서 곧바로 암이 되는 것은 아니다. 검사에서 발견할 수 있도록 암세포가 어느 정도 크기의 암 덩어리가 되기 위해서는 1개의 암세포가 생기고 나서 10년 이상의 오랜 시간이 필요하다. 이 오랜 기간에 작용하는 것이 발암 촉진 인자(promotor)이다.

이 발암 촉진 인자로는 TPA, DDT**, PCB**, 사카린, 다이옥신 등 다수의 물질이 알려져 있다. 또 연구에 의하면, TPA를 비롯해 모발염색제인 파라페닐렌디아민, 금속화합물인 다이크로뮴산나트륨, 포름알데히드와 담배연기와 같은 발암 촉진 인자들도 활성산소를 발생시킨다는 사실이 밝혀졌다. 그래서 활성산소는 암을 유발하는 동시에 촉

** **DDT** : 1940년 초 스위스에서 살충제로서 특허 등록된 후 1940년대 말라리아에서만 500만 명 이상의 인명을 구했다고 알려지고 있으며, 이후 세계 각국에서 방역과 농업에 이용된 유기염소화합물이다. 하지만 생체 지방에 축적되어 먹이사슬에 계속적으로 농축되어간다는 사실이 밝혀지면서 제조와 사용이 금지되었다. 하지만 현재 세계 20여 개국이 사용하고 있다.

** **PCB** : poly chlorinated biphenyl. 염소와 비페닐의 반응으로 만드는 유기화합물. 절연체나 도료 등에 널리 쓰였으나 강력한 독성과 환경오염 유발 때문에 사용 금지됐다. 국내 수입 금지 조치는 1983년에 취해졌으며, 1997년 세계자연보호기금에 의해 환경호르몬으로 지정됐다.

진하는 작용을 한다고 할 수 있다.

이런 점에서도 암 예방이란 결국 활성산소의 공격으로부터 방어하는 것이라고 할 수 있다. 그리고 특히 입을 통해 섭취되는 발암 유발 인자와 발암 촉진 인자에 대해 타액은 유력한 방어수단이 된다. 이 무기를 적극적으로 활용하기 위해서는 음식물을 잘 씹어 먹어야 한다는 사실을 명심하자.

활성산소의 발생 원인
담배

 1492년 아메리카 대륙 땅을 밟은 콜럼버스는 그날 미국 인디언으로부터 담배를 배웠고 이 담배는 곧바로 유럽 전 지역으로 전해졌다. 일본에는 1543년 포르투갈 선박이 다네가시마에 표착했을 때 대포와 함께 전해졌으며, 순식간에 일본 서민의 기호식품이 되었다.

담배가 주는 건강상의 폐해는 이미 잘 알려져 있어 흡연자에 대한 비난의 목소리가 갈수록 커지고 있다. 담배를 피우는 입에서 직접 체내로 들어가는 연기를 주류 연기, 담배 끝에서 피어오르는 연기를 부류 연기라 한다. 이 부류 연기가 주류 연기보다 훨씬 해롭다는 연구도 있어 남편이 골초인 경우에는 담배를 피우지 않는 아내가 남편보다 더 큰 피해를 입을 가능성이 있다.

담배가 폐·기관지·심장 등에 심각한 해를 끼치는 것은 잘 알려져 있지만, 이 중에서도 무엇보다 두려운 것은 폐암이다. 하루 20개비를 피우는 사람은 피우지 않는 사람보다 3.5배, 50개비를 피우는 사람의 경우에는 5.8배나 폐암에 걸리기 쉽다고 한다.

담배가 폐암의 원인이 되는 이유는 담배 연기에 포함되어 있는 벤조피렌과 니트로소아민 등과 같은 다수의 발암물질 때문이다. 담배 연기에는 4,000종류 이상의 화학물질이 포함되어 있으며, 그중 60종류에는 발암성이 있다고 보고 있다. 그 밖의 유해물질도 폐 속에 침착되면 이를 없애는 백혈구가 대량의 활성산소를 내뿜기 때문에 결국은 체내의 활성산소량이 증가하게 된다.

그림 4-3 ■■ 남성의 암 중 담배가 원인이 된 경우의 비율

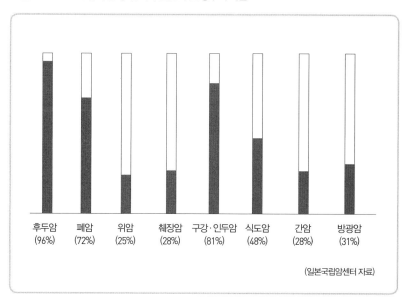

후두암 (96%)　폐암 (72%)　위암 (25%)　췌장암 (28%)　구강·인두암 (81%)　식도암 (48%)　간암 (28%)　방광암 (31%)

(일본국립암센터 자료)

남성의 암 중 담배가 원인이 된 경우의 비율은 〈그림 4-3〉과 같다.

이들 암 발생의 메커니즘에는 활성산소가 관련되어 있을 가능성이 높다. 암으로 사망한 남성의 3명 중 1명이, 그리고 여성의 경우는 10명 중 1명이 담배가 그 원인이라고 추정되고 있다. 지금까지의 역학조사에서 담배는 암 이외에도 심장병, 뇌졸중 등의 원인이 된다는 사실도 밝혀졌다.

필자의 연구에서 타액은 담배가 발생시키는 활성산소도 없앤다는 사실이 규명되었으나, 담배 연기는 입속에서 타액과 섞이지 않고 곧바로 폐에 도달하기 때문에 실제로는 타액도 별다른 효과를 나타내지 못할 것으로 보인다.

흔히들 흡연자에게는 환경문제를 논할 자격이 없다고 말한다. 담배는 우리 주변 가까이에 있는 활성산소의 발생원이기 때문에 건강하게 살고 싶은 사람은 제일 먼저 담배부터 끊어야 한다.

디젤 자동차와 수돗물에서도
활성산소는 생성된다

활성산소는 암을 발생시킬 뿐만 아니라 생활 습관병인 당뇨병·심장병·동맥경화·백내장·폐기종 등 200가지가 넘는 병과 관련이 있다는 사실이 밝혀졌다. 이들 병의 일부를 다음의 〈표 4-1〉에 제시했는데, 이 중에는 위궤양·간경변증·에이즈 등과 같이 얼핏 보아 활성산소와 그다지 관련이 없어 보이는 병들도 눈에 띈다. 그러나 활성산소는 이들의 발병 메커니즘에서 직접적 또는 간접적으로 관계하고 있다.

여기에서는 에이즈의 경우를 예로 들어 설명하겠다. 에이즈는 HIV(인체 면역결핍 바이러스, Human Immunodeficiency Virus)라고 부르는 바이러스에 감염되어 발생하는 병이다. 사람의 몸에는 면역을 조절하는 T세포가 있는데, 이 세포가 활성산소에 대한 저항력과 항산화력을

표 4-1 ■■ 활성산소와 관련된 주요 질환들

장애 기관	대표적인 질환
순환기	심근경색, 부정맥, 동맥경화
호흡기	폐렴, 감염증, 흡연으로 인한 호흡기 장애, 폐기종, 인플루엔자
뇌신경계	뇌경색, 뇌출혈, 간질, 파킨슨병, 자율신경 장애
소화기계	급성 위점막 장애, 위궤양, 베체트병, 간염, 간경변증, 황달
혈액계	백혈병, 에이즈, 패혈증, 출혈성 쇼크
내분비계	당뇨병, 스트레스 반응
비뇨기	용혈성 신장 장애
피부	일광피부염, 아토피성 염증, 피부궤양
지지(支持)조직계	관절 류머티즘, 자가면역질환, 교원병**
안과	미숙아망막증, 백내장, 각막궤양
종양	흡연에 의한 발암, 화학 발암, 방사선으로 인한 장애
환경오염성 질환	중금속으로 인한 장애, 미나마타병, 천식, 배기가스성 폐 장애, 수질오염에 의한 각종 중독

조절하고 있다.

그런데 HIV는 이 T세포를 손상시키기 때문에 T세포가 활성산소의 악영향을 받기 쉽게 됨으로써 제대로 기능하지 못해 면역력이 급격하게 저하된다. 이 상태가 바로 에이즈이다. 그러므로 에이즈의 발병을 억제하기 위해서는 T세포가 항산화력을 가지고 활성산소에 대한 저항력을 발휘해야 한다. 이러한 이유로 활성산소는 간접적으로 에이즈의

** **교원병** : 피부나 힘줄, 관절 등 인체의 결체조직에 교원질(collagen)의 변성으로 인한 팽창·괴사 등이 나타나는 질병. 류머티즘·다발성 동맥염·공피증 등이 있다.

발병에 관련되어 있다고 말할 수 있다.

우리 주변 환경에는 활성산소 발생원이 무수히 존재하고 있다. 먼저 대기오염을 생각해보자. 대기오염의 원흉은 자동차의 배기가스다. 특히 경유를 연료로 하는 디젤 자동차는 연비가 좋기 때문에 물류를 담당하는 트럭 등에 많이 이용되고 있다. 그런데 디젤 자동차는 니트로아렌이라는 미립자 형태의 물질을 대량으로 발생시키는데, 이 물질은 변이원성과 발암성을 지니고 있다.

필자의 연구팀은 디젤 자동차의 배기가스를 직접 채취해 담배 연기와 같은 실험을 실시했다. 그 결과 디젤 자동차의 배기가스는 활성산소를 맹렬하게 발생시킨다는 사실이 밝혀졌다. 한편, 보통 휘발유로 달리는 레시프로(피스톤식) 엔진 자동차로부터 발생하는 이산화질소(NO_2) 가스는 활성산소를 거쳐 과산화지질을 만든다는 사실도 확인됐다.

또한 많은 화학공해의 원인이 되는 물질의 이면에는 활성산소가 관여하고 있다는 사실도 보고되고 있다. 과거 쌀기름을 제조 판매하는 일본 식품회사에 의한 '카네미 유증(油症) 사건'의 주범인 PCB(폴리염화비페닐)가 환자들에게 과산화지질을 생성시켰다는 사실이 알려졌다.

그리고 공포의 독성물질인 다이옥신 역시 활성산소를 생성해 독성을 발휘한다. 우물물에서도 검출되고 있는 공업용 세정제 트리클로로에틸렌(TCF)은 OH래디컬을 생성시켜 간 장애를 일으킨다고 알려져 있다. 또한 미나마타병의 원인인 메틸수은도 생체에 활성산소를 발생시켜 신경세포에 해를 끼치며, 이타이이타이병의 원인물질인 카드뮴 역시 고환이나 간에 과산화지질을 생성시킨다는 사실이 규명됐다.

이 연구에서는 수돗물의 오염물질인 트리할로메탄도 세포에 활성산소를 만든다는 사실을 밝히고 있다. 이렇게 보면 활성산소의 만행은 모든 곳에 미치고 있다고 말할 수 있다.

처벌 근거 없는 만성 독에도
활성산소는 관계한다

아주 오랜 옛날부터 인간은 자연계에 무수한 독이 있다는 사실을 알고 두려워했다. 비소·수은·납 등의 유해한 광물이나 유화수소·일산화탄소 등의 유해가스, 거기에다 독버섯·투구꽃·양귀비 등 식물의 독에, 독뱀·독거미·복어·벌·전갈 등 동물의 독 등.

그리스 로마 시대에는 독살이 성행했다. 왕족들은 앞 다투어 독살 전문가를 고용해 정적을 암살하려는 계책을 꾸몄다. 셰익스피어의 많은 희곡작품에도 독이 등장한다. 거기에서 사용된 독은 식물 독, 청산가리, 비소 등이었다. 일본에서도 에도시대까지 영주들은 독살될 것을 두려워해 자신이 먹기 전에 먼저 독의 유무를 확인하는 신하를 옆에 두곤 했다.

근대에 이르러서는 합성화학이 발달하여 다양한 인공 합성화학물질이 탄생했다. 이 물질들 가운데서 독성을 보이는 물질들이 있었는데, 이 물질들이 독극물로 사용된 것은 전쟁에서였다. 제1차 세계대전에 이페리트(머스터드가스)**가 독가스로 사용되었다.

한편, 산업 현장에서는 공장노동자들이 다양한 독성물질에 의해 건강상의 폐해를 입었다. 염료공장에서는 양모나 견직물을 염색하는 아조염료에 의한 방광암, 플라스틱공장에서는 염화비닐모노마(VCM)에 의한 간암 등이 알려져 있다.

이 다양한 독들은 독물학(毒物學) 분야에서 물질의 화학구조와 성질 등에 따라 여러 가지로 분류되고 있다. 그러나 여기에서는 독물학과 관계없이 독을 좀 더 알기 쉽게 설명하기 위해 필자는 크게 두 종류로 구분해 급성 독과 만성 독으로 이름 붙였다.

급성 독이란 몸 안에 들어갔을 때 즉시 사망에 이르게 하는 독을 말한다. 예를 들어, 수년 전에 와카야마에서 발생한 독카레 사건에서는 비소가 사용되어 몇 사람이 사망했다. 또한 살인에 좀 더 자주 사용되었던 독은 청산칼륨(청산가리)과 같은 청산염이었다. 이들 급성 독은 의도적으로 누군가를 살해할 목적으로 사용되기 때문에 범죄행위에 속하며, 경찰이 독을 사용한 사람을 체포하고자 나선다. 또한 급성

** 이페리트 : 염화황과 에틸렌으로 만들어진 독가스로 겨자 냄새가 나므로 머스터드가스라는 별명이 붙었다. 제2차 세계대전 중 독일군이 맨 처음 사용했는데, 독가스의 황제라 불릴만큼 치명적인 독성을 발휘한다. 이 독가스에 노출되면 피부에 물집 모양의 염증이 생기고 시각과 호흡기에 장애를 가져오며 면역기능이 저하된다. 또한 인명 살상에도 이를 수 있다. 앞서 나온 나이트로젠 머스터드라는 최초의 항암제는 바로 이 독가스에 대항할 화학무기를 개발하는 과정에서 나온 것이다.

독의 작용 메커니즘은 비교적 잘 알려져 있으며, 대부분의 경우 몸속의 특정 장기나 기관을 목표로 한다.

반면, 만성 독은 몇 년에 걸쳐 조금씩 독성을 발휘하는 독이다. 환경이나 식품 속의 발암물질, 다이옥신, 환경호르몬 등이 이에 해당한다. 발암물질과 같은 만성 독의 작용 메커니즘은 세포 수준에서 분자 수준으로 이해되고 있는 과정에 있는데, 필자는 이 메커니즘에 활성산소가 관계한다고 보고 있다.

만성 독의 구체적 예를 들면 쓰레기 소각장 주변에서 기준치를 넘는 다이옥신이 검출되어 큰 사회적 문제가 된 적이 있었다. 다이옥신에는 발암성이나 최기형성이 있으므로 주변 주민들에게는 큰 불안요소가 되고 있다. 그러나 이런 경우에는 누군가가 특정한 대상에게 위해를 가하려고 의도한 것이 아니므로 범인은 존재하지 않는다. 따라서 현재의 형법으로는 범죄로 취급하지 않기 때문에 경찰은 움직이지 않는다. 이것이 바로 만성 독이다.

Chapter 05

타액의 힘과
활성산소 방어법

앞에서 활성산소가 우리의 건강을 좌우한다는 사실을 알게 되었다. 그러나 우리를 둘러싼 주변 환경에는 이렇듯 유해한 활성산소를 발생시키는 요인이 너무 많다는 것이 문제다. 이러한 활성산소의 폐해를 막을 수 있는 적절한 방어법은 없는 것일까? 타액이 활성산소를 제거한다는 점이 알려졌으므로 음식물을 잘 씹어 먹는 일은 가장 간단하고도 효과적인 방어법이라 할 수 있다. 타액을 비롯해 활성산소 방어법에 대해 살펴보자.

활성산소를 피하는
3가지 원칙을 지켜라

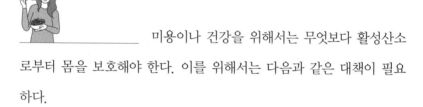

미용이나 건강을 위해서는 무엇보다 활성산소로부터 몸을 보호해야 한다. 이를 위해서는 다음과 같은 대책이 필요하다.

① 활성산소 발생 원인이 되는 식품은 최대한 피한다.
② 잘 씹어 타액의 힘으로 활성산소를 제거한다.
③ 그래도 발생하는 활성산소를 제거하기 위한 식생활을 한다.

①은 활성산소가 발생할 가능성이 있는 식품첨가물이나 농약이 사용된 식품을 되도록이면 삼간다는 뜻이다. 1991년부터 일본에서는 일부의 예외적인 경우를 제외하고는 식품첨가물을 모두 표시하도록 개

정했다. 그러므로 이들 정보를 적극 활용해야 한다. 안전성에 관한 정보는 마음만 먹으면 쉽게 입수할 수 있다.

과거 포스터 크기의 '식품첨가물 독성 일람표'를 작성한 적이 있다. 식품첨가물을 그룹별로 묶어 ①반드시 피해야 할 것, ② 되도록 먹지 말 것, ③걱정하지 않아도 괜찮은 것 등 세 그룹으로 분류했다. ①그룹은 발암성이 있거나 발암성이 의심스러운 물질들이고, ②그룹은 알레르기의 원인이 될 가능성이 있다고 알려진 물질들이며, ③그룹은 이와 같은 독성이 알려지지 않은 물질들이다.

①과 ②그룹에 속하는 물질들은 활성산소를 발생시키는 물질들이 많다. 식품에 기재되어 있는 식품첨가물의 표시와 '식품첨가물 독성 일람표'를 대조해본다면 식품첨가물의 안전성을 쉽게 알아볼 수 있다. 이 일람표는 일반인, 즉 식품을 사 먹는 소비자들에게 식품첨가물에 대한 관심을 높여주었다.**

다음으로 필자는 농약독성 일람표도 작성했다. 그러나 농약의 경우 슈퍼마켓에 진열되어 있는 채소와 과일 등에는 사용된 농약명이 표시되어 있지 않으므로 파악하기가 어렵다.

농약에는 잔류 기준이 정해져 있는데, 이는 FAO(유엔식량농업기구)와 WHO(세계보건기구)의 JMPR(유엔합동잔류농약전문가회의)이 정한 1일 허용 섭

** 우리나라의 식품첨가물에 대한 규정과 기타 정보는 보건복지부 산하 식품의약품안전청 홈페이지(www.
kfda.go.kr)를 방문하면 된다.

취량(ADI, Acceptable Daily Intake)에 의해 정해진 수치다. 그러나 일본에서는 등록된 452종류의 농약 중 26종류에 대해서만 잔류 기준이 정해져 있을 뿐이다.**

이런 까닭으로 슈퍼마켓 등에서 판매되는 농산물을 무조건 안전하다고 믿을 수 없는 것이 현실이다. 과거에는 농산물에 농약의 잔류 기준 위반이 적발되는 사례가 있었으나, 최근 들어서는 이러한 위반 사례는 적어지고 그 대신 중국 등으로부터 수입된 농산물에서 잔류 기준 위반 사건이 빈번하게 발생해 문제가 되고 있다. 이런 불안을 해소하기 위해서는 일부 농가에서 생산하고 있는 유기농 채소를 사 먹으면 되지만 이를 위해서는 많은 시간과 비용을 들여야 한다.

건강하고 윤택한 인생을 보내기 위해서는 결국 음식에 큰 관심을 가져야 한다. 무첨가·무농약의 음식물을 먹는 것만이 유일무이한 조건이라고 생각하지는 않지만, 먹는 것에 대한 관심을 높이는 것만으로도 식품첨가물이나 농약의 섭취량을 크게 줄일 수 있다. 그러면 활성산소의 발생 역시 크게 억제할 수 있게 된다.

또한 공기 중에 오염물질이 많다면 호흡을 통해 우리들의 몸속에 활성산소를 발생시키는 물질이 들어오게 된다. 최근 오염원 중 하나인 자동차 배기가스에 대해서는 엄격한 기준이 마련되었다. 그러나 그렇

** 우리나라의 농약에 대한 잔류허용기준은 그 목적에 따라 두 군데의 기관에서 관리하고 있다. 식약청에서는 농산물을 포함한 식품에서의 잔류허용기준을 고시하고 있으며, 농촌진흥청에서는 농약의 품목 등록 및 안전 사용에 대한 기준을 고시하고 있다. 현재 잔류허용기준은 380성분, 안전사용 기준은 244성분이 설정되어 있다.

게 해서 자동차 한 대 한 대의 배기가스에 포함되어 있는 유해물질을 줄인다고 해도, 교통량이 증가한다면 대기오염은 결코 해소될 수 없다. '일과 생활의 필수품', '편리함'이라는 측면이 있지만 자신이 운전하는 자동차도 활성산소의 발생원이라는 점을 결코 잊어서는 안 된다.

최근 배기가스를 전혀 배출하지 않는 전기자동차가 개발되어 친환경 자동차로 주목받고 있다. 이들 자동차를 구입할 때에는 세금 면에서도 우대를 받는다. 또한 미래의 무공해 에너지로 수소가스가 주목을 받고 있다. 수소가스로 달리는 자동차는 유해한 배기가스를 전혀 배출하지 않는다고 한다. 배기가스가 제로가 된다면 공기는 얼마나 깨끗해질까? 그렇게 되면 활성산소의 발생원도 크게 억제될 것이다.

최근 들어 농약·산업폐기물의 불법투기·공업폐수 등이 상수원을 오염시키고 있다는 사실이 지적되고 있는데, 수돗물에 대해서는 보다 엄중한 규제가 필요하다. 수돗물에는 여러 가지 물질이 용해되어 있는데, 그중 하나가 트리할로메탄이다. 트리할로메탄은 유기물이 용해된 수도 원수를 정수장에서 염소 살균할 때 발생한다. 이 트리할로메탄도 활성산소를 발생시키는 물질이다.

'특정한 물질이 얼마 이상 함유되어서는 안 된다'는 기준치가 마련되어 있다. 그 기준치는 '평생 계속 마셔도 이상이 없을 것'이라고 생각되는 수치를 기준으로 정해졌지만, 기준치 이하라고 해도 국민 전체가 일정량의 트리할로메탄을 수돗물을 통해 계속 섭취하고 있다는 사실은 결코 바람직하지 않다. 트리할로메탄은 가열에 의해 간단하게 증발

되는 성질이 있으므로 3분간 증발시키고나서 마시거나 정수기를 사용한다면 어느 정도 제거할 수 있다. 그러므로 각 가정에서는 이런 점에 주의를 기울여 마시기 바란다.

그리고 좀 더 우리 주변 가까이에 있는 활성산소의 발생원으로 알려진 담배를 피우지 않는 것이다.

②는 음식물 소화의 제1관문인 입속에서 타액의 독성 제거 작용이 제대로 이뤄질 수 있도록 음식물을 잘 씹어 먹는 것을 말한다. 지금까지 소개한 것처럼 필자의 연구를 통해 타액이 활성산소를 제거하는 중요한 역할을 한다는 사실이 밝혀졌다.

음식물이 입에서 식도로 들어가면 자신의 의지로는 어떻게 할 수 없게 되고 뒷일은 소화기관에 맡길 수밖에 없다. 그러나 음식물이 입속에 있는 한 잘 씹어 먹겠다는 자신의 의지를 발휘할 수 있다. 그러면 타액에 포함되어 있는 페록시다아제라는 소독 효소가 발암물질과 같은 독성물질에서 발생하는 활성산소를 제거해주므로 잘 씹어 먹는다면 생활습관병이나 암 등의 병에 쉽게 걸리지 않게 된다.

그러나 담배, 대기오염물질, 수돗물의 유해물질에 대해서는 잘 씹는 습관도 별 도움이 되지 않는 것 같다. 그러나 잘 씹는 습관에 의해 타액의 분비가 늘 활성화되어 있다면 타액의 힘을 충분히 활용할 수 있을 것이다.

③은 활성산소를 제거하는 항산화성 음식물을 적극적으로 섭취하라는 것이다. 연구 결과, 신선한 채소나 과일 대부분이 활성산소를 제

표 5-1 ■■ 항산화 작용을 가진 성분과 식품의 예

성분명	많이 함유된 식품
비타민C	과일, 채소, 감자류
비타민E	견과류, 식물성 오일, 생선 알, 아보카도 등
베타카로틴 (카로티노이드와 비슷한 류)	채소, 과일
폴리페놀, 플라보노이드	식물성 식품 전반
글루타티온	시금치, 브로콜리, 효모, 쇠간, 피조개 등
코엔자임Q_{10} (보효소Q_{10}, 유비퀴논, 비타민Q라고도 함)	등뼈 생선, 쇠고기, 달걀 등

거하는 힘을 가지고 있다는 사실을 확인할 수 있었다. 특히 과일은 매일 섭취하는 것이 좋다. 게다가 종류도 다양하며 계절에 맞게 여러 가지를 맛보는 즐거움을 느끼기에도 알맞다. 그중에서도 귤, 오렌지 등의 감귤류는 항산화성이 높을 뿐 아니라 손쉽게 구할 수 있다는 이점도 있다. 이러한 항산화 작용을 가진 대표적인 성분과 이들을 포함한 식품의 예를 다음 〈표 5-1〉에 제시했다.

활성산소의 공격에 노출되는 것은 인간만이 아니다. 식물도 자외선을 받으면 활성산소가 발생한다. 이에 대한 방어수단으로서 식물이 생성하는 성분 중 하나가 '색소'이다. 그중에서도 검은색을 띠게 하는 색소 중 하나인 안토시아닌은 강한 항산화 작용을 가진 것으로 알려져 있다. 검은색뿐 아니라 녹황색 채소의 대부분에 함유되어 있는 베타카로틴, 토마토나 수박 등의 붉은색을 띠게 하는 라이코펜 등 식물색소에는 항산화 작용을 가진 것이 많다.

그리고 연어와 연어 알, 새우, 게 등의 어패류에 포함된 붉은 색소인 아스타크산틴에도 높은 항산화력이 있다는 사실이 밝혀졌다. 이처럼 다양한 색깔의 음식으로 차려진 식탁은 먹음직스러울 뿐만 아니라 몸의 산화를 방지해줄 것이다.

아기에게는 타액보다
더 효과 높은 모유를 먹여라

평소 안면이 있던 모유육아상담실의 관계자로 부터 40여 명 산모의 모유를 제공받아 연구한 결과, 개인차가 있기는 하지만 거의 대부분의 모유가 타액보다 높은 활성산소 제거 능력을 가 지고 있음을 알 수 있었다(《표 5-2》 참조).

그리고 모유 시료에서 카탈라아제, SOD, 페록시다아제 등과 같은 활성산소를 제거하는 각 효소의 양을 조사한 결과, 마치 활성산소를 제거하기 위해 효소들 간의 협력이 이루어지듯 각 효소가 조화롭게 포 함되어 있다는 사실도 알게 되었다. 그러나 시중에 판매되고 있는 분 유에는 활성산소를 제거하는 능력이 거의 제로에 가깝다는 사실을 알 고 깜짝 놀랐다. 분유는 영양학적으로 모유와 흡사하게 만들어졌을 터이지만, 활성산소까지는 고려하지 못한 듯하다.

표 5-2 ■■ kat-sod시험** · 발생 검사에 의한 시료의 과산화수소 제거율

시료	과산화수소 제거율 (%)
제거효소 카탈라아제	100
제거효소 페록시다아제	100
타액 A	72
타액 B	66
타액 C	51
타액 D	33
모유 A	94
모유 B	87
모유 C	76
모유 D	68
분유	0
아보카도 주스	82
아세로라 주스	75
오렌지 주스	41
파파야 주스	40
감귤 주스	32
우엉	76
연근	65
가루녹차	61
녹차	29
우롱차	11
스포츠 드링크제	0

아기가 태어나서 제일 먼저 입에 대는 것이 모유다. 이 모유에는 갓난아기의 몸에 활성산소가 발생하지 않도록 하는 시스템이 갖추어져 있다. 이 신비하고 오묘한 자연의 섭리에 필자는 다시금 놀라움을 금치 못했다.

일반인들로부터 편지, 전화, 전자우편 등으로 환경, 식품, 건강과 관련된 질문을 자주 받는데, 한 아기 엄마로부터 다음과 같은 질문을 받았다.

"모유의 다이옥신 오염 수준이 다른 식품보다 높다고 들었습니다. 그래서 아기에게 모유를 주어도 좋은지 걱정스럽습니다. 의사 선생님은 그렇게 걱정된다면 분유를 주라고 말씀하십니다. 어떻게 하면 좋을까요?"

분명 모유의 다이옥신 오염 수준은 다른 일반 음식보다 높다는 점이 밝혀졌다. 이는 다이옥신이 물에 용해되지 않고 지방에 녹는 성질이 있기 때문이다. 하지만 이에 대한 대답은 다음과 같다.

"반드시 모유를 주십시오. 모유보다 좋은 것은 없습니다."

이렇게 대답하는 이유는 다이옥신과 같은 많은 환경 독성물질이 활성산소를 발생시키지만, 모유는 이러한 활성산소를 충분히 제거하는 능력을 가지고 있기 때문이다.

** kat-sod시험 : 시험관 내에 존재하는 활성산소가 아닌, 살아있는 세포 내의 활성산소를 연구하기 위해 개발된 시험 방법. 인간의 세포와 유사한 구조를 가지고 있는 대장균에 유전자 재배열 등의 기술을 통해 일부 특성을 제거하거나 결합한 '대장균 변이주'를 만들어낸다. 이후 특정한 물질을 투입하면 활성산소가 어느 정도 만들어지거나 제거되는지를 알 수 있다. 저자가 독자적으로 개발한 연구 방법이며, 논문으로 발표되어 학계의 인정을 받았다. (「Elsevier Science B. V, 95, 1995)」)

활성산소를 억제하는
항산화 물질을 섭취하라

앞에서 슈퍼옥시드와 과산화수소처럼 협의의 활성산소에 대해 생명체는 SOD, 카탈라아제, 페록시다아제를 생성함으로써 스스로 방어하는 메커니즘을 갖추고 있다고 말했다.

생명체의 제거효소는 지방이 산화되어 생긴 과산화지질에 대해서는 전혀 효과를 발휘하지 못한다. 그러나 이때는 항산화 물질이 과산화지질 등의 생성을 억제한다. 협의와 광의의 각 활성산소를 제거하거나 억제하는 제거효소와 황산화물질의 예는 다음 〈표 5-3〉과 같다.

이 표에 제시된 것처럼 슈퍼옥시드에 대해서는 슈퍼옥시드 디스뮤타제(SOD)가, 과산화수소에는 카탈라아제나 페록시다아제·글루타티온 등 우리 몸에 갖추어진 제거효소가 방어 작용을 한다. 비타민 C인 아스코르브산은 제거효소는 아니지만 항산화 물질로 과산화수소의

표 5-3 ■■ 활성산소와 제거효소 및 항산화 물질

활성산소의 종류	제거효소 및 항산화 물질
슈퍼옥시드 (O_2^-)	슈퍼옥시드 디스뮤타제 (SOD)
과산화수소 (H_2O_2)	카탈라아제, 페록시다아제, 글루타티온, 아스코르브산
OH래디컬 ($\cdot$ OH)	생물은 제거효소를 만들 수 없음
일중항산소 ($^1O_2$)	카로티노이드, 토코페롤
과산화지질 LOO	토코페롤
LOOH	플라보노이드
LO	글루타티온

발생을 억제한다. 그러나 OH래디컬에 대해서는 인간을 포함한 모든 생물이 무방비 상태이다.

일중항산소($^1O_2$)는 활성산소의 일종인데, 이에 대해서는 카로티노이드(베타카로틴)**와 토코페롤(비타민E) 등의 항산화 물질이 억제 작용을 한다.

또한 과산화지질에는 LOO, LOOH, LO 등 몇 종류가 있다. 철과 같은 금속이 공기 중의 산소에 의해 산화되어 녹이 스는 것처럼, 지질을 산화시켜 생기는 과산화지질은 이런 상태와 아주 흡사하기 때문에 몸에 피어난 곰팡이로 비유할 수 있다. 공기를 호흡해 산소를 이용하는 한 사람의 생체 내에는 과산화지질이 생기게 되고 이는 많은 생활

** **카로티노이드** : 당근과 같은 녹황색 채소에 함유되어 있다. 카로티노이드가 체내에 들어가 분해되면 비타민A와 같은 작용을 하기 때문에 프로비타민A라고도 한다.

습관병의 원인이 된다고 보고 있다. 이들에 대해서는 표에 제시된 각각의 항산화 물질이 효과적으로 작용한다.

그러나 카로티노이드, 아스코르브산, 토코페롤, 플라보노이드와 같은 항산화 물질은 우리 몸에서는 만들어지지 않으므로 식품을 통해 섭취해야 한다.

그렇다면 매일 섭취하는 음식물 중에서 활성산소나 과산화지질을 제거하는 항산화 물질을 함유하고 있는 것은 무엇일까? 항산화성이 있다고 알려진 채소와 과일은 브로콜리, 시금치, 당근, 레몬, 자몽, 감귤, 오렌지, 아세로라 등이 있다.

이들 식품 가운데는 신선할 때는 그 제거 능력이 높지만 약 1주일 정도 경과하면 그 제거 능력이 50% 이하로 떨어지는 것이 있다. 이는 이들 채소나 과일에 포함되어 있는 아스코르브산 때문인 것으로 추정된다. 천연 비타민C(아스코르브산)는 쉽게 산화되며, 산화되면 그 능력을 잃어버리기 때문이다.

또한 채소나 과일을 100℃로 몇 분간 가열하면 대부분의 경우 제거 능력을 잃는다. 비타민C나 활성산소 제거효소의 대부분이 열에 약하기 때문이다. 물론 과일을 삶는 일은 좀처럼 없지만, 채소의 경우는 샐러드로 만들 때를 제외하고는 삶는 경우가 많다. 따라서 가열 조리된 채소로는 활성산소의 제거나 항산화성을 기대할 수 없다.

전 세계 각 민족들에게는 오랜 기간 동안 즐겨 마셔온 전통차가 있다. 남미의 마테차, 미국의 루이보스티, 중국의 우롱차, 일본의 녹차 등이 그것이다. 그런데 이들 차에도 활성산소를 제거하는 탁월한 기능이 있다. 일본 녹차의 산지로 유명한 시즈오카에서는 암 발병률이 일본인의 평균보다 아주 낮은데, 이는 신선한 녹차를 즐겨 마시기 때문이라고 전문가들은 보고 있다. 통상 차는 뜨거운 물에 우려내는데, 이 차의 활성산소 제거 능력과 항산화성은 가열해도 그대로 유지된다. 이는 이들 물질에는 내열성의 카테킨류나 폴리페놀류 등과 같은 항산화 물질이 들어 있기 때문으로 볼 수 있다.

또한 우엉, 연근 등은 날로 먹는 경우가 적고 꽤 오랜 시간 삶아서 조리한다. 필자의 연구에서 이들 뿌리채소는 가열해도 활성산소 제거 능력이 감소되지 않는다는 사실을 알게 되었는데, 그 이유는 우엉이나 연근에는 열에 강한 페록시다아제가 많이 함유되어 있기 때문이라고 생각하고 있다.

이처럼 세포 내의 활성산소를 제거하거나 생성을 억제하는 것으로 보이는 항산화성 물질로는 비타민류·카테킨류·폴리페놀류 등을 꼽을 수 있으며, 이들을 많이 섭취하는 것이 암이나 생활습관병을 예방하고 건강을 유지하기 위해서 필요하다.

이 때문에 채소와 과일에 함유되어 있는 비타민·카테킨·폴리페놀 등을 포함한 성분을 진액(추출물)으로 추출해 건강보조식품으로 많이 판매하게 되었다. 원칙적으로는 싱싱한 채소와 과일을 많이 섭취하는 것이 바람직하지만, 매일 충분하게 먹는다는 것이 말처럼 쉽지만은 않다. 상황이 이런 만큼 채소나 과일의 유효성분의 진액을 캡슐이나 정제로 만들어 손쉽게 보강하는 방법이 일반화되어 있다. 일본 후생노동성도 이들을 특정보건용식품으로 허가하고 있다. 미국에서는 이미 20년 전부터 약국은 물론이고 슈퍼마켓 등에서도 영양보조식품이나 건강보조식품이 판매되고 있으며 많은 미국인들이 복용하고 있다.

이런 영양보조식품은 의약품과 식품의 중간적 존재라고 보면 된다. 애당초 올바른 식생활을 영위하고 있었다면 이와 같은 영양보조식품이나 건강보조식품은 필요없을 것이다. 하지만 항산화성이 있는 채소나 과일을 매일 대량으로 먹는 것이 그리 간단하지 않기 때문에 이런 특정보건용식품들이 범람하게 된 듯하다.

Chapter 06

잘 씹으면
어떤 효과가 있을까

이 책의 첫 부분에서 현대인들은 식생활의 급격한 변화로 인해 씹는 것을 잊어버리고 말았다는 사실을 이야기하면서, 씹지 않게 된 데에 따른 여러 가지 건강상의 부작용에 대해 말했다. 그리고 씹을 때의 타액의 기능과 그 메커니즘에 대한 연구를 소개하고, 활성산소의 발생을 막는 게 건강에 도움이 된다는 사실을 설명했다. 이 장에서는 잘 씹으면 미용과 건강에 어떤 효과가 있는지에 대해 구체적으로 언급해보기로 하겠다.

씹으면 뇌기능이
활성화된다

사회는 급속하게 빨라지고 복잡해졌다. 나쁘게 말하면 더 이상 방심할 수 없게 되었다. 신종 범죄가 급증하고 남에게 함부로 자기 집 주소와 전화번호를 알려줄 수 없게 되었으며, 컴퓨터에는 늘 새로운 바이러스가 침투하는 등 끊임없이 주의를 기울이고 경계를 해야만 살 수 있는 사회가 되었다. 이와 같은 상황에서는 누구나 스트레스를 안고 살아가게 마련이다.

이런 스트레스 사회에서 살아남기 위해서는 그때그때의 순간적인 판단력이 요구된다. 이를 위해서는 선천적으로 타고난 성격과 능력도 필요하겠지만, 약간의 노력으로 신속하게 두뇌를 회전시키고 기지를 발휘하는 비결이 있다면 꼭 배우고 싶을 것이다.

그 비결이 바로 잘 씹기이다. 음식을 잘 씹으면 뇌기능이 활성화된다. 뇌 속에는 신경세포의 성장을 촉진하는 호르몬이 분비되는데, 잘 씹음으로써 그 호르몬의 분비가 활발해진다는 사실이 밝혀졌다. 이 호르몬에 의해 세포의 성장이 촉진되고, 이는 뇌신경을 발달시켜 뇌기능을 활발하게 만든다.

여기서 음식물을 잘 씹으면 뇌기능이 활성화된다는 사실을 실험으로 증명한 사례를 소개하겠다. 이 실험을 실시한 이는 도쿄의과치과대학 명예교수 구보타 긴지로 박사다. 그는 당시 개발된 특수 카메라를 이용해 뇌의 여러 부분의 혈액 흐름을 모니터할 수 있었다. 구보타 박사는 이 카메라를 통해 건강한 18세에서 40세까지의 남녀 12명의 혈류를 측정해두었다. 그리고 그들에게 껌을 일정 시간 씹게 한 후 다시 측정해 그 차이를 살펴보는 실험을 했다.

결과는 껌을 씹음에 따라 피검자 전원의 뇌 각 부위에서 혈류량이 증가했다. 많은 경우에는 25~28%, 적은 경우에는 8~11%가 상승했다. 뇌에서의 혈류량 증가는 뇌 신경세포의 대사가 활발해져 뇌의 각 부위 모세혈관이 확장되었기 때문으로 추정되었다.

일반적으로 이 뇌 혈류 증가율은 고령자보다 젊은 사람이 더 높다고 한다. 또한 틀니라도 음식물을 잘 씹어 먹는다면 뇌기능을 자극하는 데 아주 유효하다고 한다. 특히 전두엽 혈류량의 활성화는 고령자의 몸과 마음의 행동의욕을 높여 치매 예방에 아주 효과적이라고 보고 있다.

또한 유아기와 초등학교 시기의 아동들이 음식물을 잘 씹어 먹게 되면 뇌의 국소에서 혈류가 높아져 뇌기능 발달에 효과적이며 공부를 잘하는 똑똑한 아이가 된다고 한다. 직장인들 역시 잘 씹어 먹는 습관을 들이면 뇌세포가 자극되어 신경 활동이 활발해지고 일에 대한 의욕과 작업 효율이 높아진다.

잘 씹으면
면역력이 향상된다

사람의 몸은 면역의 기능에 의해 보호된다. 면역기능이 저하되면 금방 감염증과 같은 질환에 걸리게 된다. 면역력이 약한 고령자가 병원에서 원내 감염되는 병에는 MRSA(메티실린 내성 황색 포도구균) 감염증이 있다. 이 세균은 대부분의 항생물질이 듣지 않기 때문에 병원에서도 손 쓸 방도가 없어 생명을 잃게 되는 고령자가 많다.

이 세균 이외에도 다양한 항생물질에 내성을 가진 세균이 많아졌다. 최초에 발견된 항생물질은 페니실린이었는데, 당시 그 효과는 놀라울 정도였다. 그래서 당시의 인류는 이 페니실린의 개발로 오랫동안 고통받아왔던 감염증으로부터 해방되었다고 생각했다. 그러나 후에 이 생각은 너무 안이한 것이었음이 판명되었다. 페니실린에 내성을 가진 세균이 등장해 더 이상 듣지 않게 되었기 때문이다.

그 후 스트렙토마이신, 테트라사이클린, 암피실린 등 수많은 항생물질이 개발되었지만 어떤 항생물질에도 내성균이 출현해 더 이상 효과를 보지 못하는 일이 되풀이되었다.

이렇듯 내성균이 나타나는 것은 세균이 돌연변이를 일으키기 때문이다. 세균과 같은 미생물은 가혹한 환경에서도 살아남을 수 있도록 유전자 DNA를 조금씩 변화시켜 환경에 적응하려고 애쓰는데, 이러한 시스템이 매우 탁월하여 결코 만만하게 볼 상대가 아니다.

그런데 음식물을 잘 씹지 않으면 이렇듯 중요한 면역력이 약화된다. 타액에는 면역과 관련된 물질이 혈액보다 훨씬 많이 들어 있으며, 인플루엔자바이러스 등과 같은 바이러스를 퇴치하는 기능도 있기 때문이다. 그러므로 감기에 걸렸는지 의심될 때에는 음식물을 잘 씹어 입속에 타액을 많이 분비해야 한다. 감기에 막 걸렸을 때 껌을 씹어 타액을 많이 분비하면 예방이 된다는 사실은 일반인에게도 이미 잘 알려진 상식이다.

2003년 중국과 그 주변 국가에서 갑자기 발생한 SARS(Severe Acute Respiratory Syndrome, 급성호흡기증후군)는 세계 각지에서 맹위를 떨쳤다. 일본을 포함한 인근 국가에서는 환자를 격리하는 등 예방책을 취했다. 후에 SARS의 종식 선언이 나오기는 했지만 하루라도 빨리 유효한 백신의 개발이 필요한 실정이다. 앞에서 타액은 인플루엔자바이러스에 효과가 있다고 말했는데, SARS 바이러스에도 효과가 있는지는 장담할 수 없다. 그러나 면역력을 높이고 예방하자는 차원에서 음식물을 평소에 잘 씹어 먹는 것은 어떨까.

또한 평상시 입속은 박테리아로 가득한데, 이들 박테리아가 치아 주변에 부착하게 되면 충치나 치주염이 발생하게 된다. 타액에는 이들 박테리아의 부착을 방해하는 면역물질도 포함되어 있다. 그러므로 잘 씹어 먹으면 타액의 분비가 증가해 충치나 치주염을 예방할 수 있다.

또한 고칼로리 식품을 제대로 씹지 않고 단시간에 섭취하면 면역기능이 저하된다는 사실이 알려졌다. 면역력이 저하되면 면역시스템이 잘 작동하지 못하게 되어 몸을 충분히 보호할 수 없게 되고 병에 쉽게 걸리게 된다. 이는 다시 말해, 저칼로리의 딱딱한 음식을 잘 씹어 먹으면 면역력이 향상되고 병에 잘 걸리지 않는 몸이 된다는 뜻이다.

노인성 치매가
예방된다

UN(유엔)이 조사한 바에 의하면 일본은 사상 처음으로 인구 10명 중 1명이 80세 이상으로 '전 세계 최고령 국가'가 되었다. 각지에서 고령자를 위한 서비스와 시설을 찾아볼 수 있게 되었지만, 이처럼 급속한 고령화 속도에는 미치지 못하고 있다. 고령화에 따라 병수발을 필요로 하는 사람도 계속 늘어나게 되는데, 그중에서도 치매 환자는 더욱 더 심각한 사회적 문제가 될 것이다.

이 '노인성 치매'에는 두 종류가 있는데, 하나는 명백한 질병의 일종인 알츠하이머형 치매와 뇌의 혈관이 막혀 뇌경색을 일으켜 발발하는 뇌혈관성 치매이다. 이러한 병적 치매는 자신의 과거 경험 모두를 완전히 잊어버리고 인격이나 사고력까지 장애가 발생해 자신이 치매라는 사실조차도 느끼지 못하는 상태까지 이르게 된다.

또 다른 하나는 병이 아닌 노화현상에 따른 것으로, 혈관에 이상은 없으나 뇌 자체가 위축되어 '위축성 치매'라 부른다. 노화 때문에 깜빡깜빡하는 정도가 심해져 치매 상태에 이르는 것이다. 노화에 의한 건망증은 경험의 일부를 잊어버리지만 인격이나 사고력에는 거의 변화가 없어 자각증상이 있으며, 깜빡깜빡한 것을 뒤에 가서 깨닫고 뉘우치는 일이 많다. 그리고 이 두 형태가 섞인 '혼합형 치매'도 있다.

누구나 가능하다면 이러한 치매에 걸리지 않았으면 하고 바랄 것이다. 과연 치매에 대한 예방법은 없는 것일까? 뇌혈관이 관계하는 알츠하이머형 치매에 대해서는 현재 연구가 활발하게 진행되고 있으며, 치료약·예방약의 개발도 이루어지고 있어 가까운 미래에 획기적인 치료법이 나올 것으로 기대된다.

그런데 이 알츠하이머형 치매의 원인으로 알루미늄설(說)이 제기되고 있다. 알츠하이머병으로 사망한 사람의 뇌에는 알루미늄이 보통 사람보다 많다는 사실이 밝혀졌기 때문이다.

그리고 보면 알루미늄은 최근 음식물 포장용기로 엄청나게 사용되고 있다. 알루미늄포일, 알루미늄 맥주 캔, 알루미늄 주스 캔 등. 특히 알루미늄 냄비는 꽤 오래전부터 사용되고 있는데, 여기에 액체를 담아 가열하면 알루미늄이 녹아나온다는 사실이 밝혀졌다. 더욱이 냄비 안쪽에 긁힌 자국이 있거나 식초가 들어간 물을 넣으면 알루미늄이 더 많이 나온다고 한다. 그러므로 알루미늄 냄비는 될 수 있는 한 사용하지 않는 편이 좋을 듯하다.

표 6-1 ■■ 일본에서 허가되고 있는 합성착색료

착색료	사용 식품
적색 2호(A ℓ)	과자 · 음료 등(미국 등에서는 금지)
적색 3호(A ℓ)	일본 전통과자 등
적색 40호(A ℓ)	사탕 · 젤리 등
적색 102호	절임식품 · 명란젓 · 잼 등
적색 104호	어묵 · 소시지 등 (일본 이외에는 금지)
적색 105호	어묵 · 소시지 등 (일본 이외에는 금지)
적색 106호	후쿠진즈케**· 홍색 작은 새우 등 (일본 이외에는 금지)
황색 4호(A ℓ)	절임음식 · 엿 · 단무지 등
황색 5호(A ℓ)	과자 · 음료 등(독일 등에서는 금지)
녹색 3호(A ℓ)	쿨피스 등 (미국과 유럽에서는 금지)
청색 1호(A ℓ)	과자 · 음료 등(미국과 유럽에서는 금지)
청색 2호(A ℓ)	전병 · 비스킷류, 콩이나 팥을 소로 쓴 빵류 등

일본에서 식품첨가물로 허가받은 합성착색료에는 〈표 6-1〉에 제시된 것처럼 적색 7품목, 황색 2품목, 녹색 1품목, 청색 2품목으로 총 12품목의 타르색소가 있다. 이들 타르색소는 각각 그 사용 목적이 다른데, 외국에서는 발암성 등의 이유로 사용을 금지하고 있는 색소도 많다. 외국에서 사용 금지된 타르색소 중 8품목에는 알루미늄레이크라고 하여 알루미늄을 화학적으로 결합시킨 것들도 있다. 다음에 제시된 타르색소 중 알

** 후쿠진즈케 : 福神漬. 절임음식의 일종으로 무, 가지, 연근, 오이 등을 작게 썰어 간장과 설탕 등으로 졸인 것이다.

루미늄레이크가 사용된 타르색소에는 'Aℓ'을 붙였다. 알루미늄레이크는 물에 녹지 않는 성질을 지니고 있으며, 이런 성질을 이용해 분말식품, 유지(油脂)식품(스낵류), 당의(糖衣)과자에 사용되고 있다.

또한 이들 합성착색료는 식품 이외에 의약품 알약의 코팅제, 종이 냅킨, 플라스틱제 식품용기, 완구 등의 인쇄잉크에도 사용되고 있다. 이는 곧 이런 물품 등을 통해 의외로 많은 알루미늄이 우리의 몸속으로 들어오고 있다는 것이며, 이것이 원인이 되어 알츠하이머병을 일으키는 것으로 의심되고 있다.

이와 달리 노화에 의한 치매는 노화를 치료할 수 없는 만큼 손 쓸 방도가 없어 보인다. 하지만 그렇다고 해도 방법이 없는 것은 아니다. 사회적인 활동에 적극적으로 참여하거나 취미생활을 즐기는 것이 도움이 된다. 이를테면 바둑이나 장기 등을 즐긴다든가 그림이나 노래, 사진, 사교댄스 등을 배우는 것도 좋고, 집 근처를 산책하며 자연의 변화를 느끼는 것, 이웃사람들과 세상 돌아가는 이야기를 하거나 컴퓨터에 도전해보는 등 스스로가 즐거워지는 일을 많이 하는 것이 치매 예방에 도움이 된다.

그리고 뭐니뭐니 해도 잘 씹는 것이 치매 예방에 큰 효과가 있다고 생각한다. 씹는 것이 뇌를 자극해 혈류를 좋게 해줌으로써 뇌를 젊게 만들기 때문이다.

타액 속에는 젊어지는 호르몬이 있다

 일본은 평균수명이 늘어 세계에서도 손꼽히는 장수국가이지만 그 이면에는 병원에 환자들이 넘쳐나고 가정에는 자리보전하고 누운 노인과 병수발을 받아야 하는 노인들이 많아졌다.

누구나 반드시 늙는다. 그러나 노화의 속도는 식생활이나 생활의 질, 취미 등으로 늦출 수 있다고 본다. 누구나 가능하다면 노화를 늦추고 질 높은 여생을 보내고 싶어한다. 그렇다면 이를 위해 어떻게 하면 좋을까?

필자는 음식을 잘 씹어 먹는다면 노화를 늦추고 다시 젊어지는 효과가 있다고 본다. 그 이유는, 타액에는 젊어지는 호르몬이라 부르는 파로틴이 포함되어 있기 때문이다. 타액은 3가지 분비샘, 즉 귀밑샘·혀밑샘·턱밑샘에서 분비되는데, 각각의 성분은 거의 비슷하지만 파로틴은

이 중 가장 큰 귀밑샘에서 분비된다.

파로틴이 타액에 포함되어 있다는 사실은 1928년 도쿄대학 의학부 오가타 도모사부로 교수가 발견했다. 파로틴의 젊어지는 작용의 메커니즘으로 이미 여러 가지 기능이 밝혀졌는데, 예를 들어 뼈와 치아를 튼튼하게 만들고 피부대사를 활발하게 함으로써 기미와 주름 등을 방지해주는 역할을 한다. 파로틴은 이미 약제로 만들어져 병원에서도 사용되고 있는데, 변형성 관절증·위하수증·치조농루·노인성 백내장 등과 같은 질병의 약품으로 사용되고 있다.

오가타 교수는 70세 전후에 백내장, 전립선암, 장폐색증 등을 앓았으며 인공항문의 도움을 받고 있었다. 그래서 자신이 발견한 파로틴을 복용했는데, 그 덕분에 90세가 될 때까지 연구를 계속할 수 있었다고 한다.

그러나 우리들에게는 타액에 포함되어 있는 파로틴만으로도 충분할 것이다. 게다가 타액이라면 부작용을 걱정할 필요도 없다. 음식물만 잘 씹으면 그것만으로도 타액의 분비가 활발해져 젊어지는 호르몬이 활약하게 된다. 따라서 음식을 잘 씹는 것만큼 간편하고 경제적이며 확실한 건강법도 없다. 그러므로 타액에 포함되어 있는 젊어지는 호르몬을 좀 더 적극적으로 활용하도록 하자.

그러나 점차 나이를 먹어감에 따라 타액 속의 파로틴 분비량이 적어진다는 사실도 밝혀졌다. 그러므로 고령자일수록 잘 씹어 타액의 양을 증가시키고 파로틴의 기능을 활발하게 만들어야 한다.

씹는 습관으로
삶의 질이 결정된다

건강하게 장수하는 것은 동서고금을 막론하고 모든 이들의 꿈이다. 그리고 노후의 삶의 질(QOL; Quality Of Life)이 중요하다고 말하는데, 이는 인생(또는 생활)의 질이 중요하다는 의미이다.

병으로 고통받는 노후가 아니라 취미를 즐기고 생활을 즐기며 매일을 충실하게 보내는 인생, 이것이야말로 최고의 삶의 질이라 할 수 있다. 그러기 위해서는 몸과 마음이 모두 건강해야 한다.

어느 때부터 고령자라고 부를 것인지에 대해서는 65세부터다, 75세부터다 등 사람마다 의견이 다르다. 65세라 해도 그 나이보다 훨씬 들어 보이는 사람이 있는가 하면 75세라도 아주 젊게 보이는 사람이 있기 때문이다. 그러나 65세든 75세든 연령에 관계없이 노후가 인생에서 가장 충실한 시기가 되기를 바라게 마련이다.

인생은 일반적으로 크게 3시기로 나눌 수 있다고 본다. 제1기는 '공부하는 시기'다. 태어나서부터 배우는 일은 시작된다. 유아교육, 초등교육, 중등교육, 고등교육을 거쳐 살아가기 위해 끊임없이 배운다. 제2기는 '일하는 시기'다. 배운 것을 살려 일하고 자손을 만든다. 그리고 제3기는 '노는 시기'다. 현역에서 물러나 지금까지의 인생에서 배워온 것, 일해온 것을 토대로 즐겁게 놀면서 여생을 보내는 것이다.

인생에서 바로 이 '노는 시기'가 가장 중요한 시기라고 생각한다. 인생의 마지막 시기에 즐겁게 놀기 위해서 지금까지 열심히 배우고 일해왔다고 생각하기 때문이다. 인생을 즐기는 방법은 사람마다 다르겠지만 우선 건강하지 않으면 즐길 수 없다는 것만큼은 확실하다. 병원을 다니거나 내내 병석에 누워만 있어서는 결코 즐길 수 없기 때문이다. 제3기의 생활의 질이야말로 그 사람의 인생의 가치를 결정하게 되는 것은 아닐까?

여기에서는 잘 씹는 습관을 철저히 지켜 건강을 유지하고 있는 고령자 한 사람을 소개하고자 한다. 99세의 나이까지도 산악 스키어로 활약했던 미우라 게이조 씨는 프랑스 몽블랑의 최대 빙하인 발레 블랑쉬의 활강에 성공한 사람이다. 그는 부드러운 음식만을 선호하는 시대의 음식문화를 결코 따라가지 않고 옛날부터 이어져온 전통적인 식사를 고집하고 있다. 매일 현미밥을 주식으로 식사하면서 음식물을 입 안에 넣고 삼킬 때까지 60회 이상을 씹고, 식사시간을 30분 이상 배정해 천천히 즐기듯 식사한다고 한다. 독자 여러분은 이러한 미우라

씨의 식습관에 깜짝 놀랐겠지만, 옛날에는 이런 식습관이 일반적인 것
이었다.

미우라 씨의 건강 비결은 이외에도 여러 가지가 있겠지만, 이처럼
꼭꼭 씹어 먹는 습관 또한 그의 건강을 유지하는 중요한 요인이 되었
다는 사실만은 분명하다.

틀니로도 꼭꼭 씹으면
타액의 효과는 동일하다

건강하고 충실한 제3기를 맞이하기 위해서는 젊었을 때부터 건강관리에 특히 신경을 써야 한다. 예부터 폭음·폭식·불규칙한 생활을 경계해왔는데, 이는 바로 건강하게 제3기를 맞기 위해서일 것이다.

오랜 연구를 통해 건강을 지키기 위한 식사법에 대한 새로운 사실이 밝혀졌다. 이는 음식을 잘 씹는 것이다. 그리고 가능하다면 농약을 치지 않고 인공 화학물질이 첨가되지 않은 자연식품을 많이 먹는 것이 건강을 위한 길이다. 하지만 현대인의 주변에는 온갖 수상쩍은 음식들로 가득 차 있다. 이런 음식들을 먹지 않을 수는 없는 상황이므로 누구나 매일 먹고 있는 음식에 일말의 불안감을 느끼면서 식생활을 영위하고 있다. 하지만 이런 불안감을 계속 안고 살아가는 것은 정신건강상 결코 좋지 않다. 그렇다면 이에 대한 좋은 대처 방법이 없는 것일까?

그 대처 방법이 바로 잘 씹는 것이다. 잘 씹어 먹으면 타액이 충분히 분비되어 음식 속 식품첨가물이나 잔류농약, 그 외의 위험요인들을 어느 정도 제거해준다. 그 과학적 근거는 앞에서 충분히 설명한 바 있다. 노후의 질 높은 삶을 영위하기 위해서 가장 중요하고도 간단한 방법은 바로 잘 씹기라는 사실을 명심하자.

그리고 인생의 제3기에는 맛있는 음식을 자신의 치아로 씹기를 바랄 것이다. 맛있는 음식을 먹는 일은 고령자의 즐거움 중 하나이기 때문이다. 그리고 이때 자신의 치아로 먹을 수 있다면 그 기쁨은 훨씬 더할 것이다. 8020운동은 '80세까지 20개의 치아를 남기자'는 운동이다. 그러나 이 일은 결코 쉽지 않다. 많은 이들이 6, 70대에 치아를 잃기 시작하므로, 80세가 되어서도 20개의 치아를 지니고 있는 사람은 의외로 많지 않다. 그러므로 이를 위해서는 젊었을 때부터 치아 건강에 신경을 써야 한다. 올바른 칫솔질을 통해 치아를 청결하게 유지하는 것도 중요하지만, 잘 씹는 습관을 들이는 것 또한 그 이상으로 중요한 일이다.

나이를 먹어도 자신의 치아로 먹을 수 있다는 것은 매우 이상적인 일이지만, 불행하게도 고령자들 중에서는 치아를 잃어버린 이가 많은 것이 현실이다. 그렇게 되면 부드러운 음식 중심의 식생활로 바뀌어 부드러운 가공식품에 의존하게 되고 더욱더 씹지 않게 된다. 음식물이 타액과 충분히 섞이지 않은 채 위로 보내지고 소화도 잘 되지 않는다. 그리고 잘 씹지 않게 되면 타액의 분비가 줄어들어 입에서의 자극이 적어지고 뇌혈류가 저하된다. 이에 따라 뇌기능이 쇠퇴해져 모든 것에 의욕을 잃게 된다.

또한 타액의 분비량이 줄면 지금까지 이야기했던 타액의 놀라운 기능과 효과를 기대할 수 없게 된다. 설사 치아를 잃었더라도 타액의 놀라운 효과는 결코 잃어서는 안 된다.

그렇다면 치아를 잃어버린 사람은 어떻게 하면 좋을까? 치아를 잃어버려도 잘 씹는 것은 가능하다. 물론 틀니의 도움을 받아야 하겠지만 자신에게 딱 맞는 틀니가 있다면 자신의 치아와 똑같이 씹을 수가 있으며, 타액도 잘 분비되어 원래의 치아와 다름없는 효과를 누릴 수 있다.

천천히 씹으면
포만중추가 자극된다

빨리 먹기 시합이나 많이 먹기 시합이 있다. 우동·라면 등의 국수류, 다코야끼(문어와 해산물로 만든 일종의 문어빵), 생선 초밥 등을 보다 빨리 먹거나 많이 먹는 시합으로, 일명 푸드배틀이라고도 한다.

이와 같은 빨리 먹기 시합이 TV에 방영된 적이 있는데, 학교급식에서 나온 롤빵으로 이를 흉내내던 한 중학생이 쓰러지는 일이 발생했다. 당시 뇌에 산소가 도달하지 않는 저산소 상태에 빠져 그 학생은 사망하고 말았다. 이와 같은 사고는 그 후에도 빈번하게 일어나고 있다고 한다.

또 라면가게나 카레라이스 전문점 같은 데에서도 일정 시간 내에 몇 그릇 이상 먹으면 무료라고 써 붙인 곳이 있다. 간혹은 먹은 사람의 기록을 가게 내에 게시하고 있는 음식점도 있다고 한다. 물론 독자 중에는 "손님을 끌어들이기 위해서이고 즐겁자고 하는 것이니 그렇게 나쁘게만 보지 마십시오"라고 말하는 사람도 있을지 모르겠다. 하지만 이런 시합을 벌이면 위는 음식물로 가득 차 식도에까지 넘치는 지경에 이를 것이며, 옆에서 보고 있는 사람조차도 고통스럽게 느껴진다. 어쨌든 이러한 시합은 건강에 좋지 못한 일을 권장하고 있다고 생각한다.

또한 일정한 돈을 내면 정해진 시간 내에 마음대로 먹을 수 있는 음식뷔페도 있는데, 여기에서도 빨리 그리고 많이 먹어야 본전을 뽑을 수 있다는 서글픈 측면이 있다. 잘 씹으면서 느긋하게 먹어서는 절대로 본전을 뽑을 수 없는 곳이다. 하지만 이렇게 잘 씹고 느긋하게 먹으면 비만을 예방할 수 있다는 매우 큰 장점이 있다.

포만중추는 배가 부르면 '더 이상 먹지 않아도 된다'는 지령를 보낸다. 이 포만중추는 사람 뇌의 시상하부에 있으며, 포만감을 얻게 하는 것은 히스타민 신경계라는 것이 규명됐다. 잘 씹어 먹으면 히스타민 신경계를 활성화시켜 포만감을 느끼게 해주고, 또 천천히 먹게 되는 효과도 있어 더 빨리 포만감을 느낄 수 있게 된다.

또한 밥에 포함되어 있는 전분이 포도당으로 바뀌어 혈액 속에 흡수됨으로써 혈액 중의 당분이 증가하는데, 이 혈당 수치가 일정 수준에 도달하면 뇌의 포만중추를 자극한다는 설도 있다. 혈당치가 높은 상태가 10~20분 정도 지속되면 포만감을 느낀다고 한다.

그러나 잘 씹지 않고 빨리 먹거나 물이나 주스, 우유로 음식물을 삼켜버리게 되면 포만중추가 미처 작용하기도 전에 이미 과식하게 되므로 쉽게 비만이 된다.

만일 씨름선수처럼 빨리 살을 찌우고 싶다면 포만중추를 자극하지 않도록 잘 씹지 않고 음식물을 삼켜버리듯 먹는 것이 좋을 것이다. 하지만 살이 찌는 것이 싫다면 포만중추가 빨리 작용하도록 식사 시간을 충분히 갖고 천천히 잘 씹어 먹으면 된다.

이렇듯 포만중추는 과식을 억제해주는 기능을 하는데, 이런 점에서도 인체의 놀라운 구조에 새삼 감탄하게 되며, 음식물을 잘 씹어 먹는 일의 중요성을 다시금 절실하게 느끼게 된다.

'소식하면 의사가 필요 없다'는 말이 있다. 이 말은 잘 씹어 먹으면 적게 먹어도 포만감을 느끼게 되고 병에 잘 걸리지 않는다는 사실을 의미하는 것이기도 하다.

잘 씹기야말로
효과적인 다이어트 방법

지금은 남성이나 여성이나 소위 몸짱이 되기 위해 눈물을 머금고 노력하고 있다. 미용식이라고 해서 과일이나 샐러드만을 먹거나 절식하기도 하고, 단것과 지방은 금물이라며 일체 입에도 대지 않는 사람들도 많다. 그러다 결국 거식증이라는 희귀한 병에 걸려 사망하는 사람조차 나오고 있는 실정이다.

그런데 이보다 더 심각한 것은 살을 빼려고 작정한 나머지, 수입산 살 빼는 건강보조식품이나 약에 매달리거나 무리한 방법으로 체중 감량을 시도하는 사람까지 나오고 있다는 점이다.

살 빼는 식품 중에는 정부에서 허가하지 않은 물질이 포함되어 있는 경우가 있다. 이 식품들이 간 장애를 일으켜 700명 이상의 피해자가 속출하고 사망자도 나오는 등 사회적으로 큰 문제가 됐었다. 또한 기계로 지방을 흡입하는 지방흡입술 등도 있지만 이것 역시 안전하다고 볼 수 없으며, 이러한 방법으로 살이 일시적으로 빠졌다 해도 얼마 지나지 않아 다시 제자리로 돌아오게 마련이다.

이보다 훨씬 좀 더 안전하고 간편하게 살을 빼는 다이어트법은 바로 잘 씹어 먹는 것이다. 음식을 잘 씹어 먹으면 날씬해진다. 왜냐하면 잘 씹어 먹으면 먹는 데 시간이 걸려 먹는 양이 적어지므로 과식을 피할 수 있기 때문이다.

여기에서는 이외에도 잘 씹기가 아름다운 몸매를 가꾸는 데 어떤 도움이 되는지 이야기해보겠다. 지금까지의 학설에서는 몸에 섭취되는 음식의 칼로리가 운동 등으로 소비되는 칼로리보다 많은 경우 그 차이만큼 지방으로 축적되어 살이 찐다고 생각했다. 즉 칼로리의 수지 결산이 맞지 않는 것이 원인이라고 단순하게 생각해온 것이다. 그래서 살찌는 원인을 '과식'과 '운동 부족'으로 꼽아왔다.

그런데 여기에는 또 한 가지의 요인을 추가해야 한다. 바로 제대로 씹지 않는 것이다.

비만이 체질이나 먹는 방식과 관련된다는 학설의 과학적 근거를 소개하자면, 1984년 미국의 르블랑이 행한 실험을 들 수 있다. 그는 같은 칼로리의 식사를 두 사람에게 제공하여 음식의 칼로리가 어떻게 사용되는지를 조사했다. 한 사람에게는 잘 씹어 먹을 수 있는 식사로, 다른 사람에게는 죽으로 만들어 튜브를 사용해 직접 위로 보내는 방식이었다.

잘 씹어 먹는 경우 곧바로 체온에 쓰여 소모되는 칼로리의 양이 많았다. 이를 식사에 의한 체열방산(DIT, Diet Induced Thermogenesis)이라 하며, 전혀 씹지 않는 경우보다 2배 이상 높다. 하지만 직접 위로 보내는 경우에는 체열방산이 적고 섭취한 칼로리는 체지방이 되어 계속 축적되어갔다.

이 실험은 씹지 않으면 살이 찐다는 사실을 보여주고 있다. 그리고 이때에는 개인의 자율신경계 기능이 크게 관계한다. 자율신경계 기능이 잘 발달된 사람은 체열방산이 원활하게 이뤄진다. 즉 잘 씹음으로써 입속에 분포하는 미각 등의 여러 가지 감각이 자극되어 자율신경계 기능이 활발해지고 체열방산도 높아지는 것이다.

이것이 최신 이론으로, 씹는 것이 바로 비만을 예방하는 방법이 된다는 확실한 근거이다. 현대인들은 씹는 맛이 있는 딱딱한 음식을 꺼리고 부드러운 음식만을 선호하는 경향이 있으며, 이 때문에 잘 씹지 않고 대충 삼키는 습관이 배었다. 이것이 현대인들에게 비만이 많은 이유 중 하나이다.

다이어트식품에는 몇 가지 종류가 있는데, 먼저 식이섬유를 배합해 칼로리가 없으면서 포만감을 줌으로써 별로 먹지 않게 되어 체중을 줄이게 해주는 식품이 있다. 그 외에도 체지방을 효율적으로 연소시켜 변비를 해소해주는 식품, 여성의 허벅지와 같이 하반신에 생기는 지방 덩어리인 셀룰라이트를 제거해주는 식품도 있다.

이 식품들의 성분으로는 달맞이꽃이나 메리로트(콩과의 식물) 등의 식물 진액 등이 사용되어 비교적 안전성이 높다. 그렇다고 해도 의약품이 아니므로 즉효를 기대하기는 어렵다. 게다가 이들 건강보조식품들은 대체로 고가이다. 효과에 대한 비용을 비용 대비 효과라고 하는데, 다이어트식품의 경우 이 효과가 꽤 낮은 편이다.

이에 반해 음식을 잘 씹어 먹으면, 어떤 비용도 들이지 않고 비만을 방지할 수 있으며 안전하기까지 하니 비용 대비 효과가 아주 높다고 할 수 있다.

얼굴 근육이 발달해
표정이 풍부하고 매력적이 된다

남녀노소를 막론하고, 남에게 아름답게 보이고 싶은 욕망을 가지고 있어 피부미용실이나 성형수술 등이 큰 인기를 누리고 있다. 결점없는 얼굴, 잘 정돈된 이목구비도 물론 좋지만, 남을 끌어당기는 듯한 매력적인 얼굴이야말로 누구나 호감을 느끼는 얼굴이 아닌가 한다. 그렇다면 매력적인 얼굴이란 구체적으로 어떤 얼굴을 가리키는 것일까?

그것은 바로 풍부한 표정을 가진 얼굴이다. 표정이 풍부한 사람과 대화를 나누고 있는 것만으로도 대화 상대까지 즐거워지고 이야기에 탄력이 붙게 된다. 그렇다면 표정이 풍부한 사람이 될 수 있는 방법은 무엇일까? 이는 음식물을 잘 씹는 것이다. 이때 씹는 방식도 중요하다. 한 방향으로만 자주 씹는 버릇이 있는 사람이 있는데, 이래서는 표정이 풍부한 사람이 될 수 없다. 좌우의 치아로 균형 있게 씹는 것이 중요하다. 음식물을 잘 씹으면 턱뼈가 자극을 받아 뼈의 성장을 촉진시키고 얼굴 표정을 만드는 근육이 발달하기 때문에 표정도 풍부해진다.

중년이 되면 얼굴 근육이 늘어지거나 붓고 이중턱이 되기도 하는데, 이런 고민은 특히 여성에게 많은 듯하다. 그런데 그 원인은 얼굴 근육, 특히 턱 근육의 운동 부족에 있다. 이를 해소하기 위한 가장 효과적인 방법이 잘 씹어 먹는 것이다. 얼굴 처짐, 부종, 이중턱의 예방을 위해서 음식물을 30회 이상 씹도록 하자.

잘 씹어 먹으면 얼굴 전체의 혈액 흐름이 좋아지고 입가가 팽팽해지며 생생하고 풍부한 표정의 매력적인 여성이 된다. 게다가 잘 씹어 먹는 사람은 살이 찌지 않아 균형 잡힌 몸매를 가지게 되므로 얼굴도 몸매도 아름답다.

주변 사람들을 둘러보면, 나이보다 젊어 보이는 사람이 있는가 하면 반대로 나이보다 늙어 보이는 사람이 있다. 또 몇십 년 만의 동창회에서 만나는 그리운 친구들 중에는 젊어 보이는 사람과 늙어 보이는 사람이 있다. 같은 나이임에도 이렇게 차이가 나는 이유는 왜일까?

물론 그 원인에는 여러 가지가 있다. 먼저 유전적 요인으로 젊어 보이는 가계 혈통이 있을 수 있다. 그리고 밝고 즐거운 사람은 그렇지 않은 사람보다 젊어 보인다. 스트레스를 많이 받는 일이나 생활을 하고 있는 사람은 그렇지 않은 사람에 비해 빨리 늙을 가능성도 있다. 그리고 환경과 식생활 등도 관련이 있다. 예를 들어 영양을 골고루 섭취하는 사람은 그렇지 않은 사람보다 젊게 보인다.

그리고 역시 음식물을 잘 씹어 먹으면 젊어 보인다. 잘 씹어 먹으면 얼굴 근육이 발달해 풍부한 표정을 만들며 노화를 예방해주기 때문이다. 노화의 주요한 원인이 활성산소라는 사실은 이미 앞에서 밝혔다. 세포 내에 활성산소가 발생하면 유전자 DNA 등의 중요한 생명분자가 손상을 입게 되고, 복구가 잘 이뤄지지 않아 손상이 커지면 세포가 노화되고 몸도 노화된다. 즉 나이 이상으로 늙어 보이는 사람은 지금까지 살아온 인생에서 활성산소의 피해를 많이 받았다고 생각할 수 있다. 예를 들어 담배는 우리 주변 가까이에 있는 활성산소의 발생원이므로, 젊었을 때부터 골초였던 사람은 활성산소의 피해를 그대로 받아 일반적으로 노화가 빨라진다.

그러나 인생에는 모든 요소가 복잡하게 얽혀 있으므로 동안으로 보이는 이유 역시 결코 단순하지만은 않다. 유전적 요인, 생활환경, 스트레스 등에도 관련이 있기 때문에 담배를 많이 피우는 골초이면서도 젊어 보이는 사람이 있다고 해서 결코 신기한 일이라고 볼 수는 없다.

그렇다고 해도 활성산소를 제거하는 타액의 힘은 독자 여러분이 상상하는 그 이상이다. 노화 예방, 생활습관병 예방, 그리고 젊음을 오래 유지하기 위해서도 지금부터 좀 더 오래 씹어 먹는 습관을 들이자.

환경호르몬으로부터
몸을 보호해 생식능력을 높인다

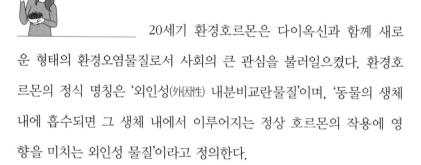

20세기 환경호르몬은 다이옥신과 함께 새로운 형태의 환경오염물질로서 사회의 큰 관심을 불러일으켰다. 환경호르몬의 정식 명칭은 '외인성(外因性) 내분비교란물질'이며, '동물의 생체 내에 흡수되면 그 생체 내에서 이루어지는 정상 호르몬의 작용에 영향을 미치는 외인성 물질'이라고 정의한다.

1980년대 전반부터 야생동물의 성(性) 행동·생식 이상, 기형 발생 등이 유럽 각국의 생물학자들에 의해 잇달아 보고되면서, 그 원인으로 꼽히는 환경호르몬이 전문가들 사이에서 주목받기 시작했다. 그리고 이 환경호르몬이 사회에 알려지게 된 계기는 1996년 3월 미국의 테오 콜본 등 3명의 생물학자에 의해 저술된 『도둑맞은 미래(Our Stolen Future)』가 출판되어 곧바로 베스트셀러가 되었기 때문이다.

이 책에서는 바다표범·악어·독수리·수달 등의 야생동물이 격감하고 있으며, 그 이유가 동물들의 정자 수 감소 등 생식기능 이상에 있다는 것을 지적했다. 또한 이러한 생식기능 이상은 환경에 분포되어 있는 호르몬 유사 작용물질 때문이라고 밝혔다.

동물들에게 이러한 현상을 일으키는 원인물질은 당연히 인간에게도 영향을 미치고 있다고 볼 수 있다. 만일 인간의 정자 수가 감소한다면 그 결과 아이들이 줄어들고 자손이 끊기는 경우가 생길 수 있으며, 인간의 멸종 가능성까지 예상할 수 있다. 덴마크에서 과거 50년 동안의 조사를 통해 사람의 정자 수가 정상 수치의 약 반수까지 감소했다고 보고해 주목을 끌었다. 이에 따라 일본을 포함한 각국의 연구팀도 인간의 정자 수 변화에 대한 조사를 시작했으며, 그 결과 감소 경향에 있다는 사실을 확인됐다.

이러한 사람의 정자 수 감소가 환경호르몬에 기인하는지의 여부는 아직 밝혀지지 않았지만, 동물실험에서는 몇 가지 흥미로운 보고가 있다. 영국의 연구에서 플라스틱 첨가제인 비스페놀 A, 프탈산화합물 등을 식수에 넣어 쥐에게 주었더니 정자 수가 감소했다고 보고되었고, 프탈산화합물류를 투여한 쥐에서는 정소체류(精巢滯留)**가 발생했다

** **정소체류** : 정류정소(停留精巢). 태아의 정소가 음낭에까지 하강하지 못하고 몸속에 머물러버리는 것을 말한다. 인간의 태아는 임신 6주 무렵 성이 분화하여 생식기가 형성되는데, 환경호르몬의 영향으로 정소 기형이 되는 경우다. 정류정소는 생식 장애를 불러오고 후에 정소암이 되기도 하므로 수술로 교정한다. 환경호르몬은 성인보다 모체 호르몬에 의존하는 태아에 더 큰 영향을 주어 기형 유발률이 높다.

표 6-2 ■■ 환경호르몬으로 의심받고 있는 물질

---

① 플라스틱의 원료, 가소제** 등

폴리염화비페닐류(PCBs=1972년 제조 중지), 폴리취화비페닐류, 알킬페놀, 비스페놀 A, 프탈산디-2-에틸헥실, 프탈산부틸벤질, 프탈산디-n-부틸, 프탈산디시클로헥실, 프탈산디에틸, 아디핀산디-2-에틸헥실, 프탈산디프로필, 스티렌다이머 및 스티렌트리머

② 농약, 살충제, 제초제 등

펜타클로로페놀, 2, 4, 5트리클로로페녹시초산(제조 중지), 아미트롤, 아트라진, 아라크롤, 시마진, 헥사클로로벤젠(1979년 제조 중지), 헥사클로로시클로헥산, 에틸파라티온, 칼바릴, 클로르덴(1986년 제조 중지), 옥시클로르덴 및 torans-노나클로르덴, 1, 2-디브로모-3-클로로프로판, DDT(1981년 제조 중지) 및 대사물, 켈센, 알드린(1981년 제조 중지), 엔드린(1981년 제조 중지), 딜드린(1981년 제조 중지), 엔드설판, 헵타클로르(1986년 제조 중지) 및 헵타클로르에폭사이드, 말라티온, 메소밀, 메톡시클로르, 마이렉스, 니트로페논, 톡사펜, 토리홀라린, 알디카르브, 베노밀, 키르본, 만제브, 만네브, 메티람, 메트리부진, 합성피레스로이드, 시메트린, 에스펜발레레이트, 펜발레레이트, 벨메트린, 빈클로졸린, 지네브, 지람

③ 비의도적 생성물

다이옥신류(폴리염화다이옥신 및 폴리염화디벤조퓨란), 벤조(a)피렌

④ 그 외

유기주석(1990년 제조 중지), 카드뮴, 납, 수은, 2, 4-디클로로페놀, 벤조페논, 4-니트로톨루엔, n-부틸벤젠, 옥타클로로스티렌

는 등 생식기능 장애에 대한 보고도 있다.

일본 환경청은 환경호르몬으로 의심되는 화학물질 67종류를 다음의 〈표 6-2〉와 같이 발표했다. 이 표에 의하면 환경호르몬은 4가지로 분류할 수 있다.

** 가소제 : 잘 휘도록 유연성을 강화하는 물질이다.

③의 '비의도적 생성물'로는 다이옥신류나 벤조ⓐ피렌을 들 수 있는데, 모두 발암물질로 잘 알려진 것들이다. 그리고 이 표를 잘 살펴보면 ①, ②, ④에 분류된 물질 중에서 발암물질로 간주된 것들이 있다. 즉 공통되는 부분이 있는 것이다. 이 공통성을 통해 필자는 '환경호르몬, 발암물질, 다이옥신의 작용 메커니즘의 관계'를 〈그림 6-1〉처럼 나타냈다.

이 그림에서 알 수 있듯이, 이들이 생체에 미치는 장애는 각각 다르지만 그 메커니즘은 겹치는 부분이 있다. 여기서 환경호르몬이 내분비를 교란시키는 과정에서 활성산소가 관여하는지 여부는 흥미로

그림 6-1 ■■ 환경호르몬, 발암물질, 다이옥신의 작용 메커니즘의 관계

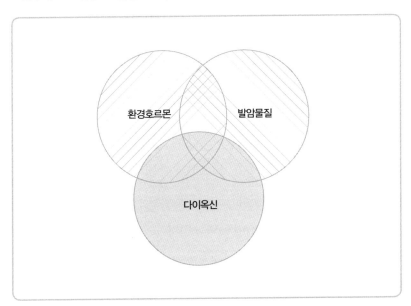

운 점이다. 그래서 몇 가지 환경호르몬에 대해 보다 면밀한 조사를 해보았다.

그 결과, 전형적인 환경호르몬으로 알려진 비스페놀 A는 플라스틱 첨가제로 많이 사용되고, 폴리카보네이트 용기에서 용출된다. 또 비스페놀 A는 세포 내에서 활성산소를 발생시킨다는 사실이 밝혀졌다. 환경호르몬으로 알려진 노닐페놀이나 스티렌화합물 등에서도 같은 결과를 얻을 수 있었다.

그 외에 실험한 거의 대부분의 환경호르몬이 활성산소를 발생시킨다는 사실이 밝혀졌고, 이 연구 결과는 학회에 공식 발표되기도 했다.

환경호르몬, 발암물질, 다이옥신 3자에 공통되는 작용 메커니즘은 바로 활성산소이다. 그러므로 환경호르몬이 생식기관에 도달해 작용하는 과정에서 세포 내에 활성산소를 생성해 독성을 나타냈으리라 생각한다.

과거 일본즉석식품공업협회는 각 주요 신문에 '컵라면 용기에서는 환경호르몬이 검출되지 않았습니다'라는 전면광고를 게재했다. 당시 컵라면 용기는 발포스티로폼을 주원료로 해 스티렌은 용출되었지만 환경호르몬인 스티렌다이머와 스티렌트리머(앞의 〈표 6-2〉 ①번 참조)는 검출되지 않았다는 주장이었다. 그러면서 '앞으로도 안심하고 컵라면을 드십시오'라고 덧붙였다. 그러나 이 주장에는 무리가 있다고 밝혀져 결국 발포스티로폼을 사용하지 않게 되었다.

앞서 연구 결과를 통해 환경호르몬 작용 메커니즘에 활성산소가 관여하고 있을 가능성이 있음을 언급했다. 환경호르몬은 음식물에도 미량이지만 포함되어 있을 가능성을 부정할 수 없으므로 역시 잘 씹어 먹음으로써 환경호르몬에서 발생하는 활성산소를 제거해 그 악영향을 방지할 수 있다고 본다.

그런데 씹기는 생식능력과도 관련이 있다는 연구 결과가 있다.

미국의 비뇨기과 잡지에 턱밑샘에서 분비되는 타액에 포함되어 있는 표피성장인자가 정자의 생산과 운동능력에 관계하고 있다는 사실이 보고되었다. 잘 씹어 먹으면 타액의 분비량이 많아져 표피성장인자가 활발하게 기능하고 운동능력이 활발한 정자가 많이 생성되어 생식능력이 높아진다는 것이다. 또한 수컷 쥐의 턱밑샘을 제거하자 암컷 쥐를 임신시키는 능력이 3분의 1로 줄었다는 연구 발표도 있다. 이 경우에도 표피성장인자가 관계하고 있는 듯하다.

생식능력이 높다는 것은 성욕도 강하다는 의미이다. 치아가 튼튼한 사람은 성욕도 강하다는 말들을 한다. 잘 씹으면 치아가 튼튼해지고 타액의 분비량이 늘며, 젊어지는 호르몬인 파로틴의 기능도 증가하게 되기 때문이다.

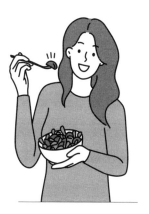

Chapter **07**

어떻게 하면
잘 씹게 될까

부드러운 음식만 먹고 있는 시대에 어떻게 하면 잘 씹으며 먹을 수 있을까? 이는 의외로 쉬운 문제는 아니지만, 마음먹기에 따라서는 즉시 실천할 수 있다. 이 장에서는 어떻게 하면 잘 씹으며 먹을 수 있는지 생각해보기로 한다.

한 입에 48번을 씹었던
도쿠가와 이에야스

일본을 천하통일한 도요토미 히데요시에 이어 300년에 걸친 도쿠가와 시대의 토대를 닦은 도쿠가와 이에야스. 이는 그가 강건한 육체의 소유자로서 건강하게 장수했기 때문에 가능한 일이었다. 현대 경영학에서도 그의 탁월한 관리술과 전략을 배우려는 움직임이 활발하다.

도쿠가와 이에야스는 아이 때부터 인질로 잡혀가 고생했지만 마음속 깊은 곳에 천하를 내 것으로 만들겠다는 기개를 계속 품고 있었다고 한다. 이 때문에 그는 지금 무엇을 해야 하는지를 항상 염두에 두고 있었을 것이다. 그래서 학문과 무예를 익히는 것도 중요하지만 그보다 더 중요한 것은 건강이라는 사실을 가슴 깊이 새겨두고 있었던 것은 아닐까? 도쿠가와 이에야스는 당시로서는 드물게 76세까지 건강을 유지하며 장수한 인물이다.

남겨진 기록이나 전기를 살펴보면, 도쿠가와 이에야스는 젊었을 때부터 건강에 각별한 주의를 기울였다고 한다. 몸을 튼튼하게 단련시켰다고 기록되어 있으며 수영의 대가였다고 알려져 있다. 이런 운동을 통해 육체적인 건강뿐 아니라 정신적인 건강 역시 자연스레 익혔으리라 생각된다.

또한 그는 식생활도 소박해 보리밥과 된장국을 주식으로 했으며 술도 그다지 즐기지 않았다고 한다.

이러한 도쿠가와 이에야스의 삶의 방식은 현대인의 건강에 시사하는 바가 크다. 그는 '건강 10훈(訓)'을 남겼는데, 그 첫 번째가 '한 입에 48번 씹기'이다. 이는 음식을 입에 넣고 48번을 씹는다는 뜻이다. 바로 이 잘 씹기가 그를 건강하고 장수하게 해준 비결일지도 모른다.

도쿠가와 이에야스가 오하마(지금의 아이치 현 헤키난 시)에서 매 사냥을 할 때 그 지방의 유력자인 오사다 헤이자에몬의 집에 머물면서 먹었던 식단이 기록에 남아 있다.

◉◉ 식단

무가 들어간 보리밥, 마래미(새끼 방어) 된장국, 멸치회, 한천 조림

물론 도쿠가와 이에야스 스스로가 요청한 식단이었을 테지만 정말 조졸하다 못해 초라할 정도다. 그러나 영양 면에서는 아주 훌륭한 식

단이라 할 수 있다. 무가 들어간 보리밥은 잘 씹어야 먹을 수 있는 음식이다. 멸치회와 된장국은 칼슘과 철분이 풍부하고 마래미와 된장은 우수한 단백질원이다. 한천에는 양질의 식이섬유인 만난이 풍부하게 함유되어 있다. 이런 음식을 그는 한 입에 48번이나 씹었던 것이다.

그러나 잘 생각해보면, 당시의 사람들은 일반적으로 음식을 잘 씹었을 것으로 보인다. 주식만을 보더라도 현미밥·보리밥·조·피 등 모두 잘 씹어야 소화할 수 있는 곡류들이었으며, 대충 씹었다가는 삼키기도 힘든 것들이다. 그래서 당시 사람들이나 그보다 더 이전 사람들은 치아가 튼튼하고 아래턱이 잘 발달되어 있었을 것이다. 현재 남겨진 도쿠가와 이에야스의 초상화를 봐도 빈틈없고 야무진 얼굴을 하고 있다. 특히 아래턱이 아주 굳건한 인상을 안겨준다.

도쿠가와 이에야스는 슬하에 자식을 16명이나 두었다. 그중 막내는 그가 63세 때 태어났다고 하니 이 얼마나 놀라운 생식능력인가? 이런 놀라운 정력의 비결 중 하나가 잘 씹어 먹은 데 있었음이 틀림없다. 도쿠가와 이에야스로부터 배울 점이 많은데, 그중에서도 이처럼 잘 씹어 먹는 습관은 반드시 배워야 할 점이라고 할 수 있다.

부드러운 백미보다
까칠한 현미를 주식으로

현대인들은 아주 당연한 일처럼 백미를 주식으로 하고 있다. 더러는 현미식이나 보리밥을 즐기는 사람도 있겠지만, 이보다는 백미를 먹는 사람이 훨씬 많다. 음식점에서 먹는 카레라이스, 볶음밥, 백반 그리고 편의점에서 사 먹는 삼각김밥, 도시락 등도 모두가 백미로 만들어진 음식들이다. 고급 음식점을 가더라도 마지막에는 아주 맛있게 보이는 흰쌀밥으로 손님들을 대접한다. 솔직히 부드럽고 고소한 흰쌀밥이 까칠까칠한 보리밥이나 현미밥보다 맛이 있다. 벼도 개량을 거듭해 이제는 맛있는 양질의 품종을 누구나 먹을 수 있게 되었다.

그러나 흰쌀밥을 주식으로 삼게 된 지는 그다지 오래되지 않았다. 쌀이 남아돌아 경작할 논을 줄이게 된 것이 1970년 이후이다. 그 전까지는 당연히 보리밥과 현미밥이 주식이었다.

여기에서는 백미와 현미에 어떤 차이가 있는지 자세히 살펴보자. 현미는 추수를 해 얻은 벼에서 왕겨만 벗겨낸 쌀이다. 이 현미에서 쌀겨를 제거하면 배아미가 되고 이 배아도 제거한 것이 백미다. 쌀겨와 배아에는 비타민B1·비타민B2, 니코틴산, 식이섬유, 미네랄 등이 풍부하다.

비타민B1은 당질을 분해하는 보효소의 역할과 중핵신경과 말초신경을 정상적으로 유지하게 하는 기능이 있으며, 비타민B2(리보플라빈)는 세포의 재생과 에너지 대사를 촉진하는 등의 역할을 담당한다. 니코틴산(니아신)은 인슐린과 호르몬의 합성을 촉진하고 혈액순환을 원활하게 하는 기능을 한다. 식이섬유는 변비와 대장암을 예방하는 등 다양한 건강 효과를 지니고 있다. 또한 미네랄은 칼슘·칼륨·마그네슘·인 등 무기질을 총칭하는 말로, 효소의 기능을 돕거나 체액의 산도를 일정하게 유지하는 등 몸의 항상성을 유지시키는 중요한 기능을 담당하고 있다.

현미나 배아미가 건강식이라고 말하는 것도 이러한 이유 때문이다. 그러나 백미는 분명 맛있기는 하지만 이들 중요한 영양이 모두 제거된 쌀이다.

그 밖에도 현미와 배아미는 잘 씹지 않으면 삼키기가 힘들다. 필자의 경우는 거의 30회 정도는 씹어야 무리없이 넘어간다고 생각된다. 만약 현미를 백미처럼 잘 씹지 않고 넘긴다면 위에 큰 부담이 가해지기 때문에, 위가 별로 좋지 않은 사람이라면 위장 장애를 일으킬 가능성이 있다. 따라서 현미식은 잘 씹는 습관을 들이기 위한 이상적인 음식이라고 할 수 있다. 게다가 현미는 씹으면 씹을수록 쌀 고유의 고소한 맛을 느낄 수 있으므로, 일단 현미식을 시작하게 되면 계속 먹게 된다는 사람도 많다.

과거 일본 내 국민들은 물론이고 전쟁에 참가했던 병사들조차 식량이 부족해 밥에 옥수수와 무를 많이 섞었다고 한다. 이런 밥은 어쩔 수 없이 잘 씹지 않으면 먹을 수가 없다. 만약 잘 씹지 않은 상태에서 삼키게 되면 곧바로 소화불량에 걸려 설사를 하게 되기 때문이다. 이런 까닭에 병사들도 밥을 잘 씹음으로써 건강을 유지할 수 있었던 것은 아닐까?

발아현미는 현미를 따뜻한 물에 담가 0.5~1㎜ 정도 싹을 틔워 건조시킨 쌀이다. 발아현미에는 마그네슘과 같은 미네랄, 식이섬유, 비타민B1·비타민B2, 비타민E 등이 백미보다 풍부해 건강에 아주 좋다. 특히 주목해야 할 것은 발아현미에 있는 감마아미노부티르산(GABA)이라 부르는 성분이다. GABA는 억제성 신경전달물질로서 중요한 역할을 담당하고 있는데, 혈압을 낮추고 신경 진정작용을 한다. 발아현미는 탄수화물 대사과정 중 글루탐산에서 이산화탄소가 빠져나갈 때 효소의 작용으로 GABA를 생성시킨다. 그 양은 백미의 10~15배, 현미의 3~5배로, 현미나 백미보다 건강에 훨씬 좋다고 한다.

연한 고기보다
씹는 맛을 즐길 수 있는 식단으로

스테이크나 불고기, 전골에 들어 있는 쇠고기가 맛있는지를 따지는 조건 중에 고기가 연한지에 대한 것도 있다. 고기를 먹었을 때 "연해서 맛있다"고 말하지 결코 "질겨서 맛있다"고는 하지 않는다. 분명 사람들은 질긴 고기를 별로 좋아하지 않는다.

미국에 살았을 때 슈퍼마켓에서 사온 스테이크용 고기가 싼 탓인지 먹을 수 없을 만큼 질겼던 적이 종종 있었다. 그럴 때는 고기를 칼로 썰어 막대기 같은 걸로 두드려서 부드럽게 만들어 먹었다.

그렇다면 맛있는 것은 꼭 입에 살살 녹을 정도로 연해야만 하는 것일까? 그렇지 않다고 생각한다. 어느 정도 씹는 맛이 있어야 맛있는 고기라 할 수 있다. 연한 스테이크라고 해도 씹는 맛이 있어야 한다.

사실 이런 연한 고기에는 숨겨진 비밀이 있다. 미국에서는 고기를 연하게 만들기 위해 식육 소에 여성호르몬을 투여해왔다. 사용된 여성호르몬에는 천연형 여성호르몬(에스트라디올, 프로게스테론)과 합성형 여성호르몬(제라놀, 멜렌게스트롤아세테이트)이 있다.

여성호르몬을 사용하는 이유는 다음 두 가지 때문이다.

- 빨리 살찌우기 위한 비육 촉진 효과
- 연한 고기를 만들기 위한 육질개선 효과

이렇게 여성호르몬을 사용함으로써 연한 쇠고기를 보다 빨리 출하할 수 있게 된다. 그런데 호르몬제가 사용된 쇠고기는 과연 안심하고 먹을 수 있는 것일까?

이에 대해 경종을 울리는 보고가 있다. 천연형 여성호르몬인 에스트라디올은 유방암이나 전립선암의 원인이 된다는 보고가 있다. 또한 합성형 여성호르몬을 사용한 쇠고기를 먹은 유아에게 제2차 성징이 촉진되고 유방이 커지며 체모가 나고 생리를 시작했다는 사례가 푸에토리코와 이탈리아에서 보고되었다.

1980년대부터 EU(유럽연합)는 "호르몬제가 사용된 미국산 쇠고기는 발암성이 의심스럽다"며 수입금지 조치를 내렸다. 이에 대해 미국이 보복조치로 EU산 제품에 대해 1억 달러 상당의 관세를 매김으로써 소위 호르몬 전쟁이라 부르는 사태로까지 발전했다. 그 후 EU는 호르몬제를 사용하지 않은 쇠고기라면 수입을 허가하겠다고 합의하는 데에 이르렀다. 현재 EU는 담당관을 미국에 파견해 생산 및 유통단계에서 호르몬제 사용의 유무를 확인하고 증명제도를 만들어 그 증명이 있는 쇠고기만 수입하는 엄격한 체제를 구축하고 있다.

일본시장에 나와있는 쇠고기의 60%는 미국이나 호주(호주산 쇠고기에 도 호르몬제가 사용되고 있음) 등에서 수입된 것이므로 일본인 대부분이 이런 호르몬제가 투여된 쇠고기를 먹고 있다고 봐도 무방하다. 어쨌든 호르몬제로 연하게 만든 고기를 맛있다고 먹고 있다니, 이는 정말 안타까운 일이다.

슈퍼마켓이나 백화점 지하 식품매장의 쇠고기 코너에서는 일본산이라는 점을 강조한 쇠고기도 진열되어 있다. 고베 쇠고기나 마쓰사카 쇠고기처럼 맥주를 먹여 사육한 최고급 쇠고기가 판매되고 있다. 그러나 이들 쇠고기의 산지 위조는 아주 오래전부터 관행처럼 행해지고 있었다. 값이 싼 쇠고기와 교묘하게 섞어 얼마나 잘 위장하는가가 정육점 주인의 솜씨를 판가름하는 기준이 될 정도이다.

이와 같은 속임수는 규제가 허술한 탓에 빈번하게 일어나고 있으며 소비자들은 속을 수밖에 없다. 이러한 상황을 개선하기 위해서는 정부의 엄격한 규제와 업자들의 양심적 태도가 요구된다.

아무리 연한 고기가 맛있다고 해도 소, 돼지, 닭과 같은 육류는 씹는 맛이 있어야 하는 음식이고 잘 씹어 먹어야 하는 음식이다. 잘 씹으면 고기의 단백질이 타액의 단백질 분해효소에 의해 아미노산으로 분해되어 몇 배나 더 맛있게 느껴진다. 그리고 발암성의 메커니즘에서는 활성산소가 관련되는 경우가 많으므로 잘 씹으면 타액의 활성산소 제거효소가 작용해 시중에 판매되고 있는 고기가 지니고 있는 여러 가지 위험성에서 어느 정도 몸을 보호할 수 있게 된다.

오랜 전통을 자랑하는 교토의 한 유명한 요리점의 요리사가 이렇게 말하는 것을 들은 적이 있다.

"가이세키 요리 코스는 씹는 맛을 느낄 수 있는 요리를 중심으로 하고 있습니다."

가이세키(懷石) 요리는 일본의 전통적인 분위기 속에서 계절에 맞는 식재료를 이용해, 될 수 있는 한 자연의 맛을 최대한 살리고 그릇에 신경을 써 아름답게 담아낸 정식 요리를 말한다. 코스를 전부 먹기 위해서는 3시간이라는 오랜 시간이 걸린다. 즉, 충분히 씹을 수 있는 요리이며, 여유 있게 즐기는 식사라고 할 수 있다. 가끔이라도 가이세키 요리처럼 집에서 씹는 맛을 느낄 수 있는 음식을 중심으로 느긋하게 시간을 들여 먹어보는 것은 어떨까?

씹는 것의 대명사 껌의 효과

껌은 잘 씹는 습관을 들일 수 있고, 껌을 씹음으로써 치아에 부착된 음식물 찌꺼기를 제거할 수 있다는 이점이 있다. 그런데 껌을 씹고 있으니 칫솔질은 안 해도 된다고 하는 사람이 있다면 이는 잘못된 생각이다. 치아와 치아 사이에 낀 음식물 찌꺼기는 껌만으로는 제거되지 않는다. 그러므로 치아 사이에 낀 찌꺼기를 제거하기 위해 양치질을 충실히 해야 하며 치간칫솔도 때때로 사용하는 것이 좋다.

여기에서는 껌에 대해 이야기해보고자 한다. 먼저 껌의 유래를 살펴보면, 남미에는 사포딜라라는 나무가 있다. 오래전부터 남미 사람들은 이 나무에 생채기를 내 거기서 나오는 수액**을 씹는 버릇이 있었는데 이것이 껌의 기원이다.

근대에 들어서 미국의 한 회사가 이를 상품화했고 곧바로 미국 사람들 사이에 큰 인기를 끌어 히트상품이 되었다. 이 껌이 일본에 대대적으로 보급된 시기는 종전 후 진주군이 상륙하고 나서부터다. 필자가 어렸을 때 풍선처럼 크게 부푸는 풍선껌을 아주 신기하게 생각했던 기억이 난다.

원래 껌은 천연물이었지만 현재의 껌은 합성제품이다. 껌의 주성분은 껌 베이스라 불리는 기초제다. 그 성분은 초산비닐수지·폴리브덴 등 몇 가지의 합성수지류로, 이들은 약 30℃에서 연화하는 성질이 있어 입에 넣으면 부드럽게 변한다. 제과제조업체들은 껌 베이스에 치클·젤루통·소르바 등의 식물성 수지를 조금 첨가한 후 '천연성분'이라 선전하고 있지만, 이는 과장이라고 할 수 있다.

또한 이전에는 설탕·포도당·물엿 등으로 달콤한 맛을 내느라 당분이 꽤 많이 들어 있어 비만이나 충치의 원인이 되곤 했다. 그러나 현재는 거의가 무설탕이며 감미료로는 자일리톨이나 솔비트가 사용되어 이런 문제점은 해소되었다.

껌은 씹는 맛을 좋게 하기 위해 글리세린지방산에스테르과 솔비탄지방산에스테르을 사용하고, 착색에는 동(銅)클로로필산나트륨과 타르색소 등을 사용한다. 또 좋은 향기를 내기 위해서 합성향료가 사용된다. 그리고 가소제, 충전제**, 타르크제** 등도 포함되어 있다. 또 풍

** 치클이라고 부르는 식물성 수지. 껌 베이스로 사용된다.
** **충전제**: 고무나 플라스틱 제품을 만들 때 조직을 보강하고 양을 증가시키며 노화를 방지하고자 사용하는 물질
** **타르크제**: 탤크, 활석제. 함수(含水)규산마그네슘을 주성분으로 하는 광물로 의약품이나 화장품 등에 쓰인다.

선껌에는 잘 부풀도록 에스텔 고무를 넣는다. 이처럼 껌에는 껌 베이스 이외에 다양한 성분이 포함되어 있다.

다음에는 판매되고 있는 껌의 성분표시 예를 제시했다. 여기에 표시된 성분에는 특별히 마음에 걸리는 유해한 성분은 없다.

◉◉ 판매되고 있는 껌 성분의 예

감미료 자일리톨 (98kcal / 32.7g)	껌 베이스
증점제 (아라비아고무)	제2인산칼슘
불레기말 (갈조식물) 추출물	광택제
향료	비타민P
대두 젤라틴	칼슘 (30mg)

입이 심심할 때나 담배를 피우고 싶을 때, 대신 껌을 씹는 것도 괜찮을 것이다. 껌은 치아 표면에 부착된 음식물 찌꺼기를 제거하는 역할도 해주며, 잘 씹는 습관을 들이는 데 도움을 주고 잇몸이나 입 주변의 근육을 발달시키는 데도 도움이 된다.

잘 씹으면 타액의 분비가 활성화된다는 사실은 껌 씹기 실험을 통해서도 증명되었다. 판매되고 있는 껌에는 당, 산미료, 향료 등이 포함되어 있어 타액의 분비에 영향을 미칠 가능성이 있으므로 이런 성분들을 제외하고 껌 베이스만으로 된 껌을 피험자들에게 씹게 하였다. 껌 베이스의 양이 많을수록 씹는 횟수가 많아졌다. 이렇게 껌 베이스

그림 7-1 ■■ 껌 베이스의 양에 의한 타액 분비량 변화

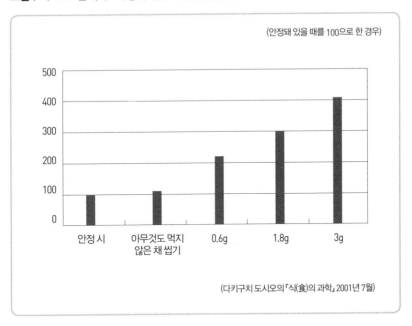

(안정돼 있을 때를 100으로 한 경우)

(다카구치 도시오의 「식(食)의 과학」 2001년 7월)

의 양과 타액의 분비량을 조사한 결과가 다음에 제시된 〈그림 7-1〉이
다. 이 연구 결과는 잘 씹으면 타액의 분비량이 씹지 않았을 때에 비
해 최대 약 4배까지 증가한다는 사실을 보여주고 있다.

100년 전에 제기된
잘 씹기를 통한 건강관리

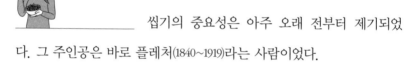 씹기의 중요성은 아주 오래 전부터 제기되었다. 그 주인공은 바로 플레처(1840~1919)라는 사람이었다.

플레처는 의사도 과학자도 아닌 시계 사업을 하는 미국의 실업가였다. 그는 소위 미식가로, 요리사를 5명이나 고용해 맛있는 것을 마음대로 먹는 생활을 즐겼다. 그 결과 신장은 165cm로 그리 크지 않았으나 40살에 체중이 100kg 가까이 나갈 정도로 뚱뚱해졌다고 한다.

이 때문에 건강이 별로 좋지 않아 고민하다가 의사로부터 질병 예방을 위해 감량하라는 경고를 받고 일대 결심을 하게 되었다. 바로 '기름지지 않은 자연 그대로의 음식을 천천히 잘 씹어 먹겠다'는 것이었다. 이런 방법을 통해 그는 건강을 되찾았고, 사람들에게도 널리 알리게 된 것이다.

그의 이론은 '플레처 이론'이란 이름으로 알려져 있는데 다음의 11가지 항목으로 구성되어 있다.

◉◉ 플레처 이론

1. 공복감이 아주 심해질 때까지 먹지 않는다.

2. 영양학에 너무 신경 쓰지 말고 좋아하는 것을 먹는다.

3. 먹은 음식물을 몇 번이나 잘 씹어 타액과 잘 섞은 후 자연스럽게 식도로 넘어갈 때까지 기다린다. 우유도 씹는다는 느낌으로 마신다.

4. 잘 씹음으로써 맛이 어떻게 변해가는지 느끼면서 맛을 즐긴다.

5. 잘 씹어서 포만감을 느끼도록 해 배를 80%만 채운다.

6. 잘 씹으면 변비에 걸리지 않는다.

7. 잘 씹으면 변에 냄새가 나지 않는다.

8. 잘 씹으면 변은 강낭콩 크기로 토끼똥처럼 나온다.

9. 잘 씹으면 변의 양은 하루 10g에서 50g 정도로 적어지지만 부패하지 않아 장내에서 유해물질이 발생하지 않는다.

10. 스프는 씹을 수 없기 때문에 피한다.

11. 충분한 타액이 분비되고 있는지 항상 신경 쓴다.

이런 항목을 염두에 두고 식사를 하면 다음과 같은 효과를 얻을 수 있다.

- 먹은 것이 보다 효율적으로 이용된다.

- 몸의 내구력이 향상된다.

- 용모가 아름다워지고 젊음을 유지할 수 있다.

- 기분이 상쾌해진다.

- 병에 잘 걸리지 않는다.

처음에 그의 이론은 의사들에게서나 학회에서 무시되고 비웃음을 샀지만 나중에는 인정을 받게 되었으며, 그는 세계 각지에 초청을 받아 강연을 했다. 일본에도 방문해 강연을 했으며, 잠시 동안 요코하마에 거주한 적이 있어 일본에도 그의 팬들이 많았다고 한다.

지금으로부터 100~150여 년 전, 변이원과 활성산소를 아는 이는 아무도 없었다. 물론 플레처도 알 턱이 없었으므로 그의 씹기 이론에 과학적 근거가 있었다고는 볼 수 없다. 그러나 그 이론이 필자의 연구팀에 의해 처음으로 과학적 근거로써 뒷받침될 수 있었다.

슬로푸드, 슬로라이프 운동과 진정한 풍요로움

 미국의 E. 슐로서가 저술한 『패스트푸드가 세계를 먹어치운다』**라는 책이 2001년에 출판돼 일본어로도 번역되었다. 맥도날드 햄버거로 상징되는 패스트푸드에 세계가 휘둘리고 있는 상황을 세밀하게 그린 아주 흥미진진한 책이었다.

이런 패스트푸드에 반대하여 최근 정성과 수고를 들여 요리를 만드는 슬로푸드 운동**이 주목을 받고 있다. 이 운동은 북이탈리아의 작

** 원제 패스트푸드의 제국 『Fast Food Nation』. 패스트푸드 산업을 파헤친 소설로 우리나라에서는 번역 출간되지 않았다. 2006년 미국에서 같은 제목의 영화로 제작되어 '2006 부산국제영화제'에서 상영된 바 있다.
** 정식 명칭은 '슬로푸드 아르치골라(slow food arcigola)'로 아르치골라는 운동을 뜻하는 이탈리아어다. 이 운동은 패스트푸드에 반대하기 위해 생겨났으며, 1989년 '슬로푸드 선언문'을 채택하면서 국제적인 활동으로 확산되었다. 이탈리아 브라(Bra)라는 작은 마을에 본부를 두고 있으며 공식 홈페이지는 http://www.slowfood.com이다.

은 마을에서 시작되었다. 세계 어디에서도 그 토지와 지방의 전통적인 식재료와 조리법을 소중히 여겨 예부터 내려오는 맛과 음식의 다양성을 지켜나가려고 하는 운동으로, 햄버거나 인스턴트 음식으로 대표되는 패스트푸드의 범람에 대한 저항운동이기도 하다.

느긋하게 생활하고 감사하면서 찬찬히 음식 맛을 음미하며 생각하면서 천천히 행동하자는 운동으로 그 심벌마크는 달팽이다. 이 운동은 곧바로 일본에 전해져 각지에서 슬로푸드협회가 설립되고 식재료를 스스로 만들고 여러 가지 궁리를 통해 즐기면서 요리를 만드는 사람들이 점차 늘어가고 있다.

수입산이 아닌 국산 밀가루만을 고집하거나, 시간을 들여 자연스럽게 숙성시키거나, 농약이나 화학비료를 일체 사용하지 않고 시간과 수고를 들여 낙엽을 오랫동안 발효시킨 비료를 사용해 농작물을 경작하거나, 옛날부터 내려오는 전통적인 맛이나 고향의 맛을 재발견하려는 운동이다. 슬로푸드 운동에 의해 탄생한 된장이나 간장 등도 시중에 판매되고 있다.

이 슬로푸드 운동은 잘 씹으면서 천천히 먹자는 운동은 아니지만, 시간과 정성을 들여 만든 맛있는 음식을 음미하며 먹자는 점에서는 어느 정도 일맥상통하는 부분이 있다. 시간과 정성을 들여 만든 음식을 아무 감동도 없이 재빨리 먹어치우는 사람은 아마도 없을 것이기 때문이다. 틀림없이 잘 씹어서 충분히 맛을 음미하며 먹을 것이다.

한편 슬로라이프 운동이라는 것도 있다. 매일 정신없이 바쁜 생활

속에서 마치 쫓기듯 인생을 보내는 것을 그만두고, 경제적으로 윤택하지는 않지만 느긋하게 살아가고자 하는 운동이다. 이 느긋하게 살려는 것이야말로 진정한 풍요로움을 얻을 수 있는 방법이 아닐까?

비행기, 고속철도, 고속도로 등은 모두가 빠른 생활을 위해 만들어진 것들이다. 그러니 사고도 많고 고장도 많은 것이 어쩌면 당연한 일인지도 모른다. 인터넷, 휴대전화도 생활에 많은 도움을 주고 편리하지만 아이들에게까지 보급되어 채팅을 통한 각종 범죄에 말려들게 하고 있다.

슬로라이프의 일환으로 정신없이 바쁜 대도시에서의 생활을 청산하고 시골생활을 시작하는 사람도 있다. 이것도 그런대로 괜찮은 생활이지만, 어디에 살든 사회의 급속한 속도에 등을 돌리고 자신만의 느긋한 템포로 살아가는 것은 가능하다.

현대인들은 왜 지금에 와서야 이런 사실을 깨닫게 되었을까?

생각해보면, 20세기는 경제·효율·성장을 우선시하는 대량생산·대량소비의 시대였으며, 패스트푸드는 이러한 시대의 산물이라고 할 수 있다. 그러나 21세기는 슬로푸드나 슬로라이프 시대가 되기를 바란다. 그리고 이 슬로라이프 운동에 음식을 잘 씹는 것도 포함시켰으면 하는 바람이다.

잘 씹기 위한
12가지 규칙

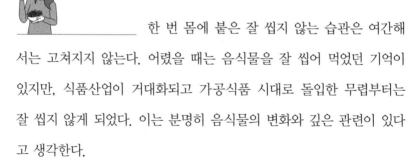 한 번 몸에 붙은 잘 씹지 않는 습관은 여간해
서는 고쳐지지 않는다. 어렸을 때는 음식물을 잘 씹어 먹었던 기억이
있지만, 식품산업이 거대화되고 가공식품 시대로 돌입한 무렵부터는
잘 씹지 않게 되었다. 이는 분명히 음식물의 변화와 깊은 관련이 있다
고 생각한다.

　오랜 기간의 타액 연구를 통해 씹는 것이 건강에 얼마나 중요한지를
알게 되었고, 나 자신도 잘 씹지 않는다는 사실을 깨닫고 경악하게 되
었다. 그 이래로 오늘에 이르기까지 잘 씹도록 늘 신경을 쓰고 있다.
그러나 일단 잘 씹지 않는 습관이 몸에 붙어 좀처럼 고치기가 힘들었
다. 때때로 잘 씹지 않고 대충 음식물을 넘기는 나를 발견하고 깜짝 놀
란 적도 있었다.

잘 씹기 위해서는 무엇보다도 씹는 습관을 들이는 것이 중요하다. 무엇이든지 새로운 일을 시작하고 그 일에 익숙해지기 위해서는 시간이 걸리게 마련이다. 이때 필요한 것이 몇 가지 원칙을 정하고 그 원칙들이 몸에 익을 때까지 반복해서 실행하는 것이다. 여기에 잘 씹는 습관을 기르기 위해 사용한 12가지 규칙을 제시하니 참고하기 바란다.

◉◉ 잘 씹기 위한 12가지 규칙

1. 한 입 먹으면 수저를 내려놓는다.

2. 현미밥, 단무지, 딱딱한 빵 등 씹는 맛을 느낄 수 있는 음식을 먹는다.

3. 국수류를 먹을 때 적어도 고명은 씹도록 한다.

4. 식사에 시간을 들여 즐겁게 먹는다.

5. 가공식품에 의존하지 않도록 한다.

6. 잘 씹고 있는지 여부를 항상 신경 쓴다.

7. 자연의 혜택에 감사할 수 있는 천연식품을 먹는다.

8. 아침에 30분 일찍 일어나 느긋하게 아침식사를 즐긴다.

9. 아이들에게 씹는 맛을 느낄 수 있는 음식을 주어 씹는 버릇을 들인다.

10. 학교급식에서 씹는 교육을 실시한다.

11. 식품 성분표시에 관심을 기울여 식품첨가물에 신경 쓴다.

12. 치아를 소중히 여겨 8020운동에 참가한다.

규칙 1은 예부터 전해져 내려오던 사항이라고 생각하는데, 참으로 효과적인 방법이다. 고급 음식점에 가면 수저받침이 있는데, 일반 가정에서도 이러한 수저받침을 사용했으면 한다. 백화점에 가서 멋진 수저받침을 구입해 애용해보는 것도 씹는 습관을 들이고 식사의 즐거움을 느낄 수 있는 방법 중 하나가 될 것이다. 그리고 한 입 먹을 때마다 수저를 수저받침에 놓아두도록 하자. 확실히 잘 씹게 될 것이다.

규칙 2는 먼저 씹는 맛을 느낄 수 있는 음식을 연상해보는 것에서 시작한다. 그리고 작은 수첩을 하나 준비해 수시로 들고 다니면서 비교적 씹는 맛을 느낄 수 있는 음식이 생각날 때마다 적어보자.

◉◉ 씹는 맛이 있는 음식

주식 : 현미밥, 식빵, 독일빵, 프랑스빵

채소 : 무, 당근 샐러드, 우엉조림, 피망 튀김, 무말랭이

콩류 : 콩장, 강낭콩

육류 : 로스트비프, 비프스테이크, 콘드비프, 닭꼬치구이

어류 : 배를 갈라 말린 전갱이, 문어회, 말린 오징어, 멸치조림

절임음식 : 단무지, 마늘장아찌

규칙 3은 메밀국수, 우동, 칼국수, 라면, 냉면 등 잘 씹지 않는 국수류를 먹을 때에는 적어도 씹는 맛을 느낄 수 있는 튀김이나 무 같은 채소류, 고기 등 고명을 잘 씹어 먹도록 한다는 뜻이다.

규칙 4는 현재 자신이 한 끼 식사를 하는 데 걸리는 평균적인 시간

을 재보고 식사시간을 지금보다 2배로 늘려보자는 의미이다. 될 수 있는 한 많은 대화를 나누며 즐겁게 먹도록 한다.

규칙 5는 다양한 식품첨가물을 이용해 부드럽게 만든 가공식품이 범람하고 있는데, 식생활에서 이러한 가공식품의 비중을 의도적으로 줄여보는 식생활을 시작하도록 한다.

규칙 6은 누구나 씹지 않는 습관에 익숙해져 있으므로 자신이 어느 정도 씹고 있는지를 점검해보는 것은 아주 중요한 일이다. 또한 음식점 등에서 다른 사람들의 먹는 모습을 관찰하고 한 입에 몇 번이나 씹는지를 세어보는 것도 도움이 될 것이다.

규칙 7은 누가 어떻게 만들었는지 알 수 있는 천연식품을 자연의 은혜에 감사하는 마음을 갖고 먹는 것이다.

규칙 8은 씹기는 아침식사부터 이뤄져야 하므로 지금보다 30분 일찍 일어나서 아침식사에 충분한 시간을 들여 씹는 것을 의식하며 먹도록 한다는 것이다.

규칙 9는 잘 씹지 않는 아이가 늘어나고 있다는 점을 고려한 규칙이다. 그런 아이들이 성인이 되어서 걸리게 될 여러 가지 질병을 예방하기 위해서라도 잘 씹는 것의 중요성을 가정에서 가르쳐야 한다. 또한 매일 씹는 맛을 느낄 수 있는 식사를 아이에게 주도록 한다.

규칙 10은 잘 씹는 습관의 중요성을 가르치는 절호의 기회가 바로 학교급식이라는 의미다. 아이들에게 씹는 교육을 시키도록 선생님께 꼭 부탁드리고 싶다. 또한 영양사 역시 씹는 맛을 느낄 수 있는 식재료를 중심으로 식단을 짜도록 신경을 써주기 바란다.

규칙 11은 식품 성분표시를 살펴보는 것은 현대인의 상식이다. 이런 일에서 시작해 식생활에 대한 관심이 높아지고 자연스럽게 씹는 습관이 길러진다.

규칙 12는 치아의 소중함을 어렸을 때부터 깨닫게 해 식후 칫솔질을 하도록 해야 하며, 이와 함께 잘 씹는 것이 치아를 튼튼하게 만드는 것이라고 가르쳐야 한다. 물론 어른도 치아에 신경써서 8020운동**에 적극적으로 참여하도록 한다.

***

** 8020운동은 장수국가인 일본의 치과의사회가 1989년부터 펼친 것으로 '80세까지 20개의 치아를 남기자'는 운동이다.

옮긴이 _ **이동희**

한양대 국어국문학과 졸업. 8년간의 출판사 근무 후 일본 유학을 떠나 일본외국어전
문학교 일한 통역·번역학과 졸업. 다년간의 다양한 번역 업무를 거쳐 현재 전문 번
역가로서 활동 중이다. 옮긴 책으로는《성공을 위한 7가지 창의적 습관 매너리즘 체
인지》,《잘되는 나를 만드는 최고의 습관》,《약은 우리 몸에 어떤 작용을 하는가》,
《독은 우리 몸에 어떤 작용을 하는가》,《전조증상만 알아도 병을 고칠 수 있다》등 다
수가 있다.

씹을수록 뇌가 젊어지고,
비만·만성질환·암·치매를 예방하는
타액의 힘

개정판 1쇄 인쇄 | 2024년 5월 14일
개정판 1쇄 발행 | 2024년 5월 21일

지은이 | 니시오카 하지메
옮긴이 | 이동희
펴낸이 | 강효림

편　집 | 지유
디자인 | 주영란

용　지 | 한서지업㈜
제　작 | 한영문화사

펴낸곳 | 도서출판 전나무숲 檜林
출판등록 | 1994년 7월 15일·제10-1008호
주　소 | 10544 경기도 고양시 덕양구 으뜸로 130
　　　　위프라임트윈타워 810호
전　화 | 02-322-7128
팩　스 | 02-325-0944
홈페이지 | www.firforest.co.kr
이메일 | forest@firforest.co.kr

ISBN | 979-11-93226-45-2 (13510)

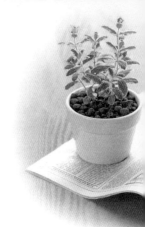

전나무숲 건강편지 를
매일 아침, e-mail로 만나세요!

전나무숲 건강편지는 매일 아침 유익한 건강 정보를 담아 회원들의 이메일로
배달됩니다. 매일 아침 30초 투자로 하루의 건강 비타민을 톡톡히 챙기세요.
도서출판 전나무숲의 네이버 블로그에는 전나무숲 건강편지 전편이 차곡차곡
정리되어 있어 언제든 필요한 내용을 찾아볼 수 있습니다.

http://blog.naver.com/firforest

'전나무숲 건강편지'를 메일로 받는 방법
forest@firforest.co.kr로 이름과 이메일 주소를 보내주시거나
왼쪽의 QR코드 링크로 신청해주세요.
다음 날부터 매일 아침 건강편지가 배달됩니다.

유익한 건강 정보,
이젠 쉽고 재미있게 읽으세요!

도서출판 전나무숲의 티스토리에서는 스토리텔링 방식으로 건강 정보를
제공합니다. 누구나 쉽고 재미있게 읽을 수 있도록 구성해, 읽다 보면
자연스럽게 소중한 건강 정보를 얻을 수 있습니다.

http://firforest.tistory.com

스마트폰으로 전나무숲을 만나는 방법

네이버 블로그　　티스토리 블로그